RICETTARIO DESSERT KETO

60 Ricette dolci, gustose e ipocaloriche per perdere peso in maniera sana e rapida con la dieta Chetogenica

Dr. Grace Roberts Health

INDICE

TORTA CILIEGIE E CREMA DI CACAO

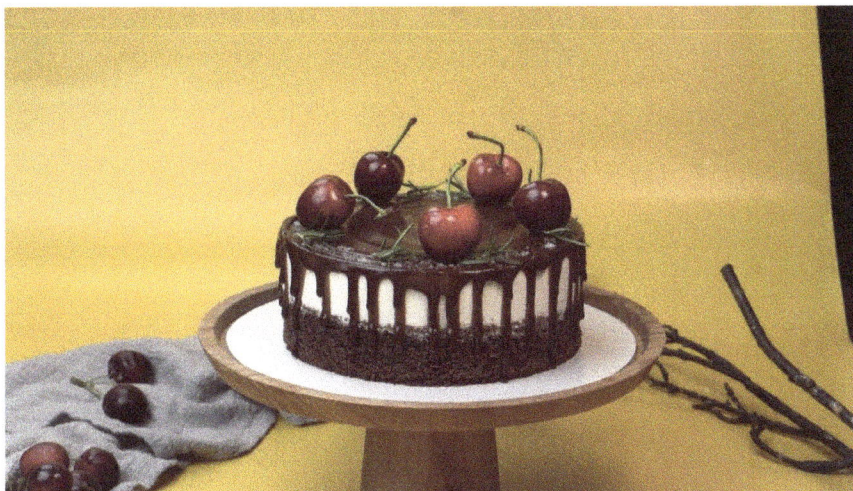

I dolci low-carb sono sempre più ricercati. Finalmente oggi siamo sempre più consapevoli che la nostra salute dipende molto dalla nostra alimentazione e, anche quando stiamo bene, è fondamentale mangiare sano.

Se volete un dolce sano e leggero, ma anche goloso e bello come presentazione, preparatevi a realizzare questa torta.

Questo soffice dolce è low-carb cioè a basso contenuto di carboidrati, paleo, a basso contenuto glicemico, senza glutine e senza lattosio, accontenta quindi le esigenze di tutti, dato che oggi ci sono sempre più persone che soffrono di intolleranze e scoprono allergie alimentari.

La particolarità di questa torta sta nel fatto che viene creata grazie allo stampo per ripieno, questo stampo ha una scanalatura sulla base, che permette una volta capovolta la torta di farcirla inserendo in un incavo il ripieno che più preferite, cioccolata, crema o marmellata.

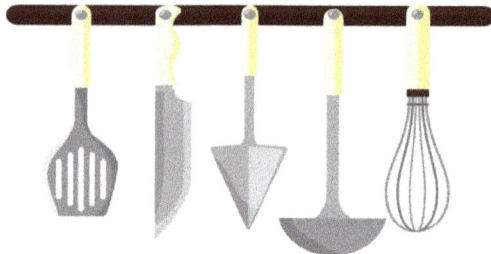

Tempi:

Preparazione 50 min

Cottura 20 min

Totale 70 min

Per 8 persone

Per 1 persona:

VALORI NUTRIZIONALI		
Energia		320 kcal
Carboidrati		6.27gr
Ratio		2.86 gr
Grassi		16 gr
Proteine		8.49 gr

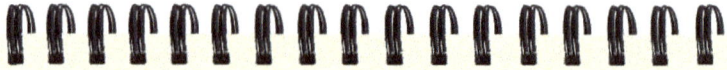

Ingredienti

- 4 uova medie
- 50 gr di mandorle
- 60 gr cocco grattugiato essiccato-raspato o rapè
- 15 gr di farina di cocco fina
- 50 gr di zucchero di cocco
- 1 cucchiaino di cannella
- 80 gr di olio di cocco o burro ghee morbido
- 500 gr di ciliegie fresche
- mandorle a lamelle q.b.
- 10 gr di lievito per dolci o cremor tartaro
- 500 gr di crema pasticcera al cacao

Per la bagna:

- una tazza da tè di acqua tiepida
- 1 cucchiaino di cacao
- 1 cucchiaino abbondante di miele
- opzionale 1 cucchiaio di liquore ad esempio rum, Grand Marnier o Cherry
- Maggiorana o timo per la guarnizione

Materiali:

- Fruste elettriche

- 1 Stampo per ripieno da 26 cm

- Mixer o robot da cucina

- 1 Ciotola

PROCEDIMENTO

Come prima cosa imburrate lo stampo per ripieno e infarinatelo con farina di cocco fina, accendete il forno ventilato a 170° gradi per 10 minuti.

Con un mixer o con un robot da cucina tritate e mescolate bene le mandorle con il cocco rapè e la farina di cocco, dopodiché aggiungete tutti gli altri ingredienti, ad esclusione del lievito e mescolate facendo attenzione ad amalgamare bene, adesso potrete aggiungere anche il lievito, incorporatelo al resto degli ingredienti e versate il tutto nello stampo per ripicno da 26 cm, mettete in forno ventilato a 170° gradi per circa 20 minuti, nel frattempo lavate e asciugate accuratamente le ciliegie e mettetele da parte in una ciotola.

Dopodiché preparate la crema pasticciera al cacao, circa 500 gr.

Sfornate la torta solo dopo aver fatto la prova stecchino* per vedere se è cotta, lasciatela raffreddare e poi toglietela delicatamente dallo stampo, adesso in una padella tostate leggermente le mandorle a lamelle e mettetele da una parte, vi serviranno solo alla fine.

Preparate la bagna mescolando acqua calda con cacao e miele, assaggiate e nel caso aggiustate in base al vostro gusto.

Quando la torta sarà raffreddata la posizionerete su un bel piatto da portata oppure un'alzata per torte, cospargete la bagna soprattutto nei bordi della crostata e solo un po' al centro, versate la crema al centro della torta, livellate il tutto e decorate con fantasia, con le ciliegie e le mandorle a lamelle.

*Prova dello stecchino:

Bucate la torta/dolce con uno stecchino se esce e non si attacca nulla vuol dire che è cotta.

Note

Conserveremo la torta con crema al cacao e ciliegie in frigo e la terremo a temperatura ambiente per circa 15-20 minuti prima di servirla. Potete sostituire le ciliegie con fragole, more, fichi o ancora meglio con dei lamponi freschi.

TIRAMISÙ

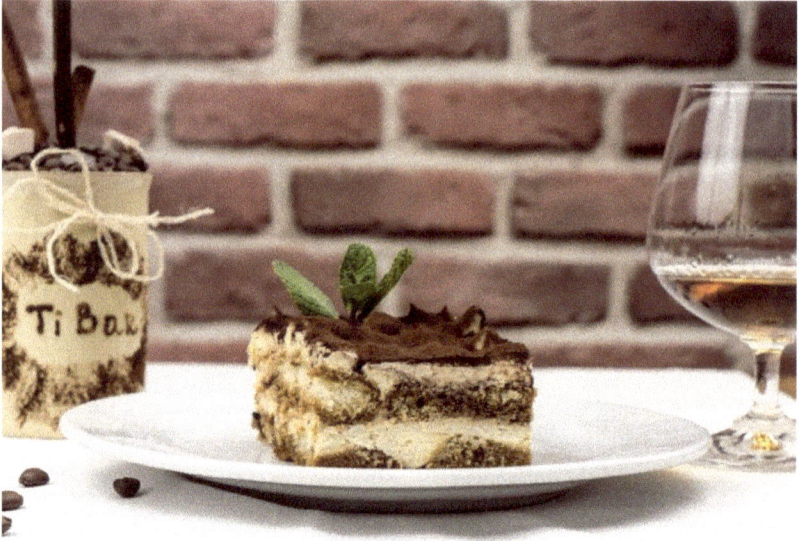

Il tiramisù è un dessert italiano famoso nel mondo e di sicuro uno dei più gustosi in assoluto. Questa rivisitazione della ricetta originale non prevede l'utilizzo di zucchero o dei classici savoiardi, bensì di savoiardi low-carb e sostituti dello zucchero, permettendo di abbassare notevolmente la quantità di carboidrati, e calorie senza comprometterne il gusto. In alternativa ai savoiardi si possono utilizzare Pavesini low-carb, per un gusto un po' più delicato.

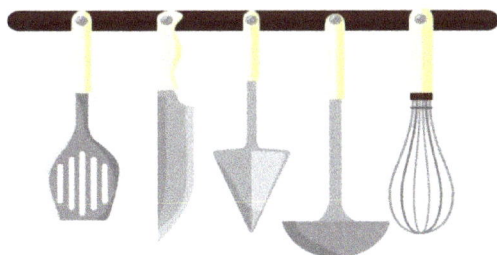

Tempi:

Preparazione 30 min

Totale 30 min

Per 6 persone

Per 1 persona:

VALORI NUTRIZIONALI		
Energia		340 kcal
Carboidrati		5 gr
Fibre		5 gr
Grassi		38 gr
Proteine		9 gr

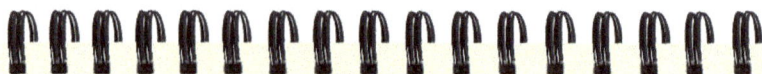

Ingredienti

- 24 Savoiardi low carb
- 4 Uova biologiche (molto fresche)
- 75 gr Eritritolo
- 30 ml Acqua
- 20 gocce Stevia liquida alla vaniglia
- 350 gr Mascarpone
- Cacao in polvere q.b.

Materiali:

- Terrina rettangolare in ceramica o monouso

- Fruste elettriche o a mano

- Pentolino

PROCEDIMENTO

Per prima cosa preparate del caffè, circa 3/4 tazzine secondo i vostri gusti, aggiungete al caffè del liquore (facoltativo) con 10 gr di eritritolo ed alcune gocce di Stevia liquida, adesso mettetelo da una parte e lasciatelo raffreddare.

Adesso preparate dello sciroppo riscaldando in un pentolino 30 ml di acqua con 65 gr di eritritolo, fino a quando non raggiungerà l'ebollizione e l'eritritolo si sarà sciolto completamente.

Aggiungete lo sciroppo alle uova servirà a pastorizzarle ed essere tranquilli, anche se con delle uova fresche e biologiche sicuramente non avrete nessun problema.

Nel frattempo, separate gli albumi dai tuorli, e quando lo sciroppo avrà raggiunto l'ebollizione montate a neve gli albumi aggiungendo a poco a poco metà dello sciroppo. Una volta montati gli albumi riportate ad ebollizione l'altra metà dello sciroppo e successivamente montate anche i tuorli aggiungendo a poco a poco lo sciroppo, adesso aggiungete poco alla volta il mascarpone ai tuorli con 15/20 gocce di Stevia liquida.

Quando il composto sarà omogeneo incorporate lentamente gli albumi montati in precedenza.

Per assemblare il tiramisù iniziate con uno strato leggero di crema sul fondo in una terrina rettangolare o di alluminio monouso.

Inzuppate bene i savoiardi nel caffè e formate una base con i biscotti, aggiungendo sopra un generoso strato di crema, ripetete il procedimento con strati di savoiardi e crema, finite con uno strato di crema con sopra una generosa spolverata di cacao amaro. Il numero di strati di savoiardi e crema va da un minimo di 3 a piacimento. Lasciate riposare in frigorifero il tiramisù per almeno 4 ore, preferibilmente 8 ore per un risultato migliore.

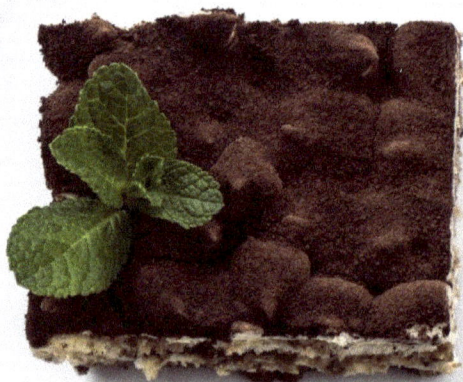

KETO NUTELLA

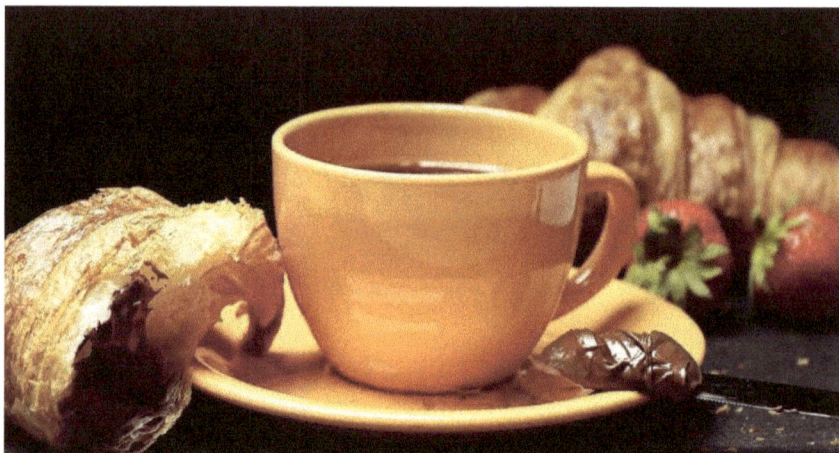

Avvicinarsi al sapore della ricetta originale della nutella è veramente difficile, però in questa ricetta il compromesso sano/sapore è stato decisamente raggiunto, la Keto Nutella è super golosa, ne resterete felicemente sorpresi.

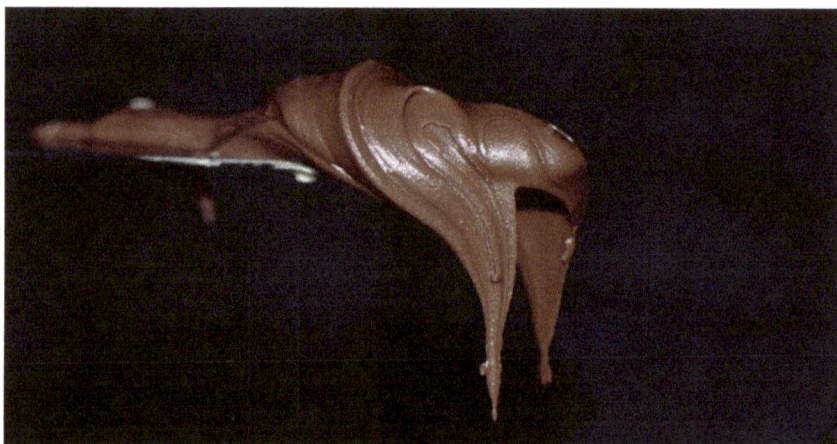

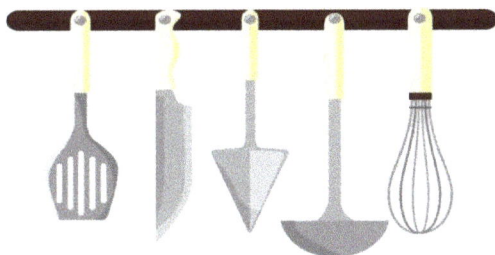

Tempi:

Preparazione 20 min

Cottura 11 minuti

Totale 31 min

Per 2 vasetti

Per 1 vasetto:

VALORI NUTRIZIONALI		
Energia		140 kcal
Carboidrati		4 gr
Fibre		8 gr
Grassi		6 gr
Proteine		7 gr

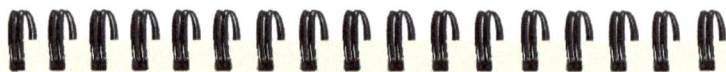

Ingredienti

- 130 gr di noci (1 tazza)
- 150 gr di nocciole sgusciate (1 tazza)
- 75 gr mandorle (1/2 tazza)
- 100 gr di cioccolata fondente 85-90% (1 barretta)
- 15 gr di olio di cocco (1 cucchiaio)
- 20 gr di Eritritolo in polvere (2 cucchiai) (opzionale)
- 5 gr di cacao in polvere puro al 100% (1 cucchiaio)
- vaniglia q.b.

Materiali:

- 2 Vasetti in vetro

- Frullatore

- Pentolino

PROCEDIMENTO

Mettete in forno nocciole, mandorle e noci per 9-11 minuti a 180° gradi, quando sono ben tostate lasciatele raffreddare, poi fate sciogliere la cioccolata fondente in un microonde o a bagnomaria.

Frullate nocciole, mandorle e noci e aggiungete cioccolata fusa, cacao in polvere, olio di cocco, eritritolo, estratto di vaniglia, tutto nel frullatore e frullate di nuovo.

Quando raggiungerete la densità giusta versatela nei vasetti di vetro, che possono essere conservati per lungo tempo, facendo questa operazione, tappateli e metteteli di nuovo in acqua calda per 45 minuti, così saranno sottovuoto, da consumarsi quando preferite.

CREPES DI COCCO

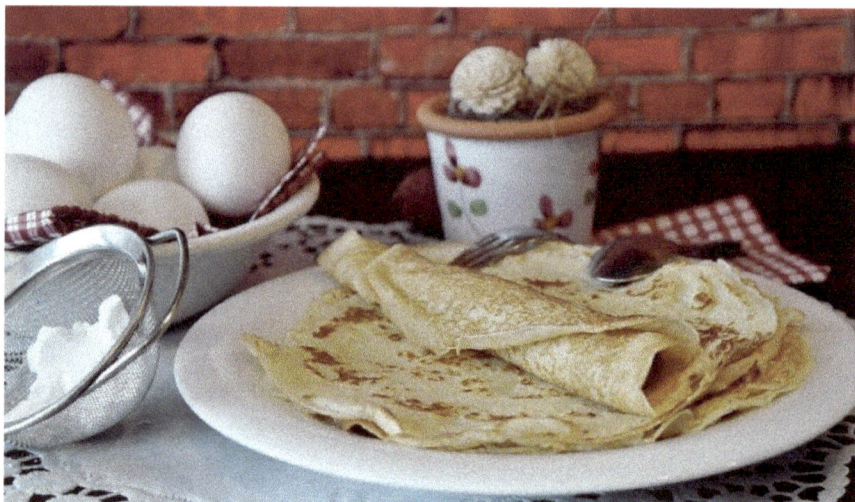

Le crepes di cocco sono molto facili da fare e assolutamente deliziose, in questo caso seppur da mangiare all'interno di un regime chetogenico comparabili nel gusto alla ricetta originale.

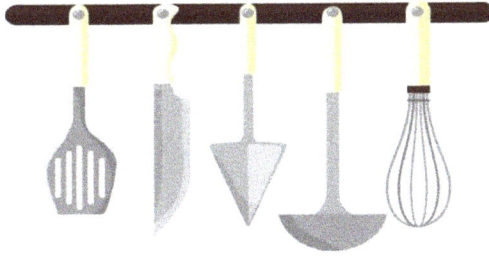

Tempi:

Preparazione 10 min

Cottura 3 min

Totale 13 min

Per 4 persone

Per 1 crepe:

VALORI NUTRIZIONALI		
Energia		183 kcal
Carboidrati		12 gr
Zuccheri		5 gr
Fibre		4 gr
Grassi		3 gr
Proteine		9 gr

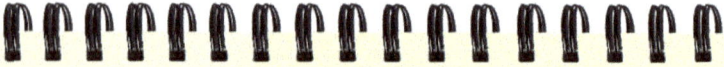

Ingredienti

- 200 ml di albume
- 10 gr di Whey proteina naturale al cioccolato
- 30 gr di nocciole tritate
- 10 gr di cocco tritato
- 10 gr di cacao amaro
- dolcificante q.b.

Materiali:

- Padella antiaderente o specifica per crepes

- Fruste elettriche o a mano

- 1 Ciotola

PROCEDIMENTO

Mettete la Whey, gli albumi e il dolcificante in una ciotola e mescolate molto lentamente facendo attenzione ad amalgamare bene il composto in modo da non avere grumi.

L'impasto ottenuto versatelo in una padella antiaderente, o specifica per crepes, cuocete l'impasto qualche secondo fin quando non si sarà dorato.

Prendete la crêpe ottenuta e cospargetela di una parte di nocciole tritate e cocco tritato, chiudetela a forma di ventaglio e cospargete sopra il cocco e le nocciole rimaste e spolverate col il cacao amaro.

Servitela calda/tiepida.

CREMA PASTICCERA KETO

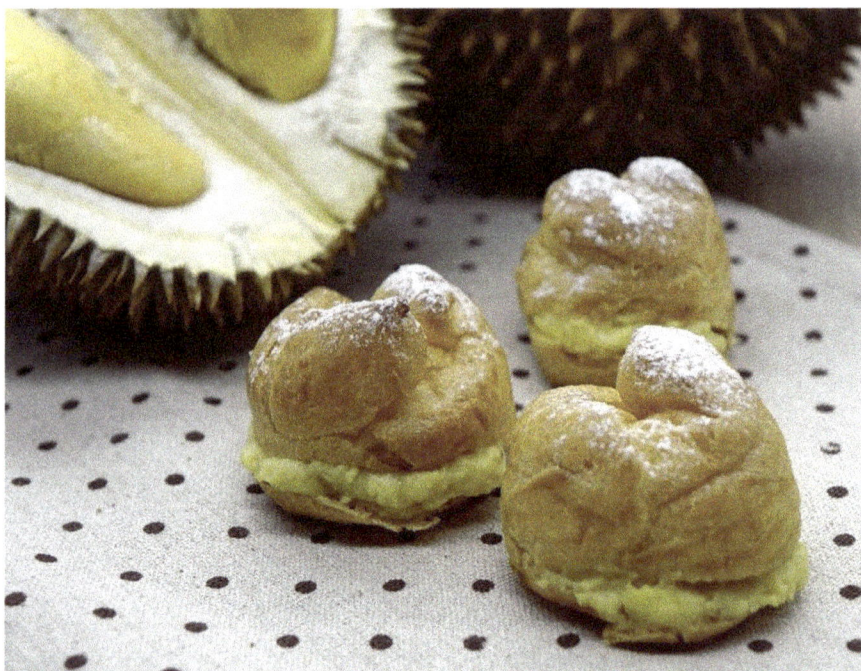

Questa ricetta è perfetta anche per tutti coloro che vogliono mantenere un regime alimentare sano.

Low-carb e in versione chetogenica è veloce e facile da preparare, ottima per farcire dolci, torte, biscotti o potrete mangiarla da sola al cucchiaio.

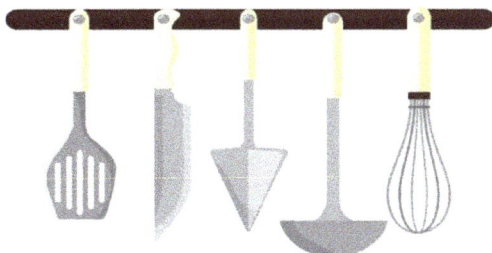

Tempi:

Preparazione 10 min

Cottura 15 min

Totale 25 min

Per 6 persone (500 gr)

Per 1 porzione:

VALORI NUTRIZIONALI		
Energia		140 kcal
Carboidrati		4 gr
Fibre		8 gr
Grassi		6 gr
Proteine		7 gr

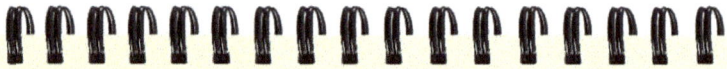

Ingredienti

- 6 Tuorli
- 100 gr di Tagatesse o Eritritolo (dolcificante in polvere)
- 100 ml di latte di mandorle o latte di cocco non dolcificato
- 100 gr di burro morbido
- 1 bustina di vanillina

Materiali:

- Fruste elettriche
- 1 Pentola
- 1 Ciotola

PROCEDIMENTO

Mettete i tuorli e il dolcificante in una pentola dal fondo spesso e antiaderente e amalgamate bene, eliminando eventuali grumi.

Aggiungete il latte di mandorle (fate attenzione che non contenga zucchero aggiunto) ed infine la vanillina.

Fate cuocere a fuoco basso facendo molto attenzione che non si bruci o si attacchi al fondo.

Cuocete per pochi minuti, finche' non avrete ottenuto una consistenza cremosa liscia e omogenea, dopodiché togliete la pentola dal fuoco e fate raffreddare.

Quando il composto sarà ben raffreddato, aggiungete il burro e montate a neve il tutti con un frullatore elettrico, a velocità media.

Questa ricetta è molto facile da fare e si può utilizzare per condire dolci, guarnire o ottima da mangiare al cucchiaio.

MUFFIN AL CIOCCOLATO

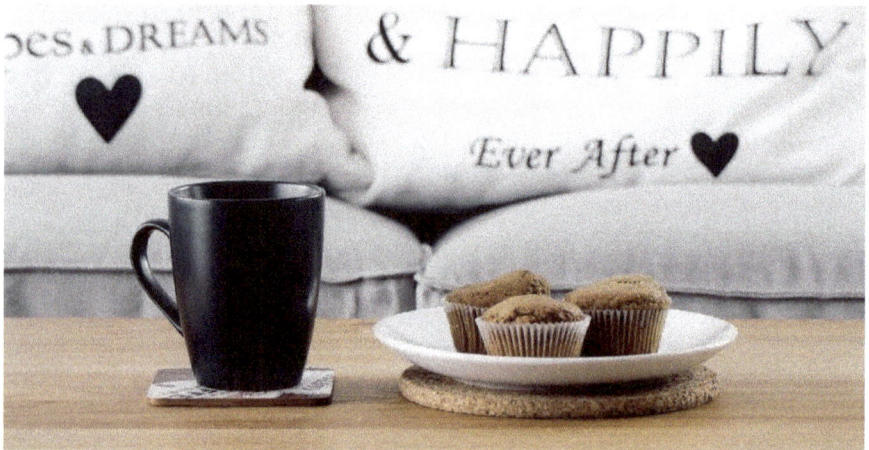

I muffin sono perfetti in ogni occasione, in questa ricetta sono al cioccolato, particolarmente adatti per la colazione, senza glutine, low-carb e chetogenici.

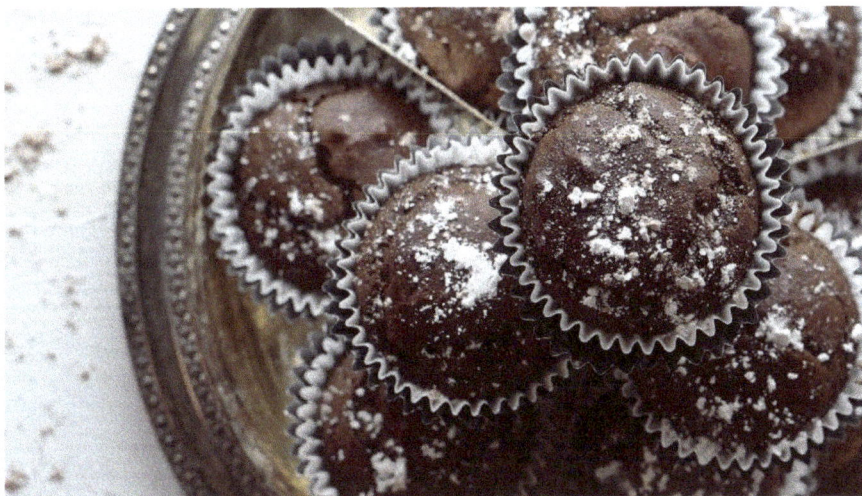

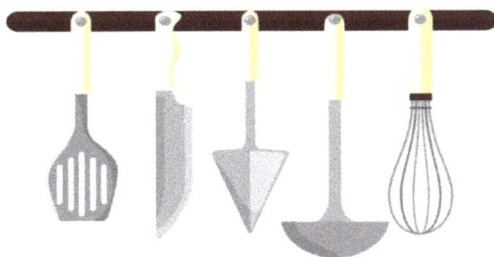

Tempi:

Preparazione 15 min

Cottura 40 min

Totale 55 min

Per 12 muffin

Per 1 muffin:

VALORI NUTRIZIONALI		
Energia		340 kcal
Carboidrati		4.5 / 100 gr
Fibre		3.8 / 100 gr
Proteine		5.6 gr
Grassi		3.8 gr
Polioli		18 /100 gr

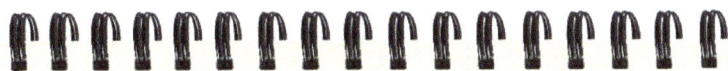

Ingredienti

- 50 gr di farina di mandorle
- 50 gr di farina di cocco
- 200 ml di panna
- 3 uova
- 50 gr di burro (fuso)
- 20 gr di cacao in polvere
- 150 gr di Eritriotolo
- 10 gocce di Stevia liquida al cioccolato
- 1/2 cucchiaino di lievito
- 1 pizzico di sale

Materiali:

- Fruste elettriche

- Setaccio

- Pentolino

- 2 Ciotole

- 12 Pirottini per muffin

PROCEDIMENTO

In una ciotola aggiungete la panna, le uova, il burro morbido/fuso, l'eritritolo e la Stevia liquida, mescolate con una frusta elettrica a velocità media, fino a che il composto non diventerà omogeneo, contemporaneamente in un'altra ciotola setacciate la farina di cocco, le mandorle ed il cacao ed aggiungete il lievito ed un pizzico di sale.

Separate il composto e versatelo in circa 12 pirottini per muffin di media grandezza.

Cuocete in forno a 180°gradi per 35-40 minuti.

Serviteli tiepidi.

TORTA GOLOSA AL CIOCCOLATO

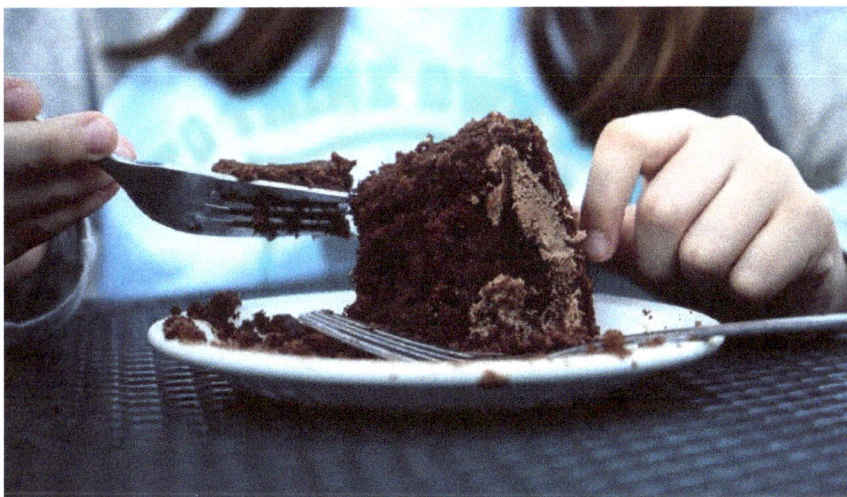

La torta golosa al cioccolato è una torta realizzata con la farina di mandorle dal gusto molto ricco, in questa ricetta non si prevede l'utilizzo dello zucchero tradizionale, rendendola quindi low-carb e perfettamente compatibile con la dieta chetogenica, mantenendo però un sapore veramente goloso, come il suo nome.

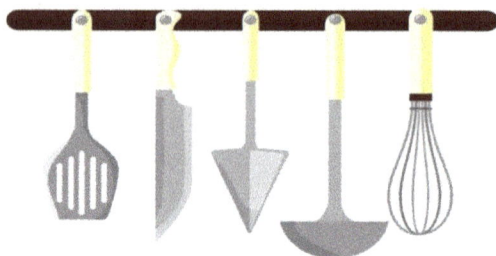

Tempi:

Preparazione 30 min

Cottura 30 min

Totale 60 min

Per 10 persone

Per 1 fetta:

VALORI NUTRIZIONALI		
Energia		324 kcal
Carboidrati		6 / 25 gr
Fibre		7 gr
Proteine		9.7 / 100 gr
Grassi		29.3 / 100 gr
Polioli		15 gr

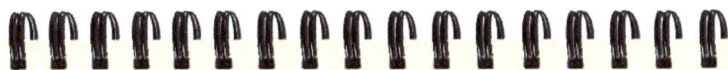

Ingredienti

Per il cioccolato:
- 150 gr di pasta di cacao
- 50 gr di Eritritolo in polvere
- 10 gocce Stevia liquida al cioccolato

Per la torta:
- 180 gr di farina di mandorle
- 125 gr di Eritritolo
- 200 gr di burro
- 5 uova
- 15 gocce Stevia liquida al cioccolata
- 1 arancia (scorza)

Materiali:

- Fruste elettriche o a mano

- Tortiera da forno diametro 26/28 cm

- Pentolino

- 2 Ciotole

PROCEDIMENTO

Sciogliete la pasta di cacao con il burro in un forno a microonde o a bagnomaria. Aggiungete l'eritritolo e la Stevia liquida, e mescolate fino a che non siano bene incorporati, facendo attenzione che non si formino grumi, mettete da parte il cioccolato e lasciatelo raffreddare.

Separate gli albumi dai tuorli e montate a neve ferma gli albumi, sbattete i tuorli con l'eritritolo fino a formare un composto omogeneo e schiumoso.

Aggiungete ora il cioccolato agli albumi sbattuti e mescolate fino ad incorporare bene.

Adesso aggiungete la farina di mandorle (preferibilmente setacciata) e mescolate fino ad ottenere un composto omogeneo.

Incorporate ora gli albumi un poco alla volta.

Inserite il composto in una teglia e cuocete in forno statico per circa 30 minuti a 180°gradi.

Dopo aver lasciato raffreddare la torta spolverate con dell'eritritolo in polvere (facoltativo).

TORTA CREMOSA PANNA E CIOCCOLATO

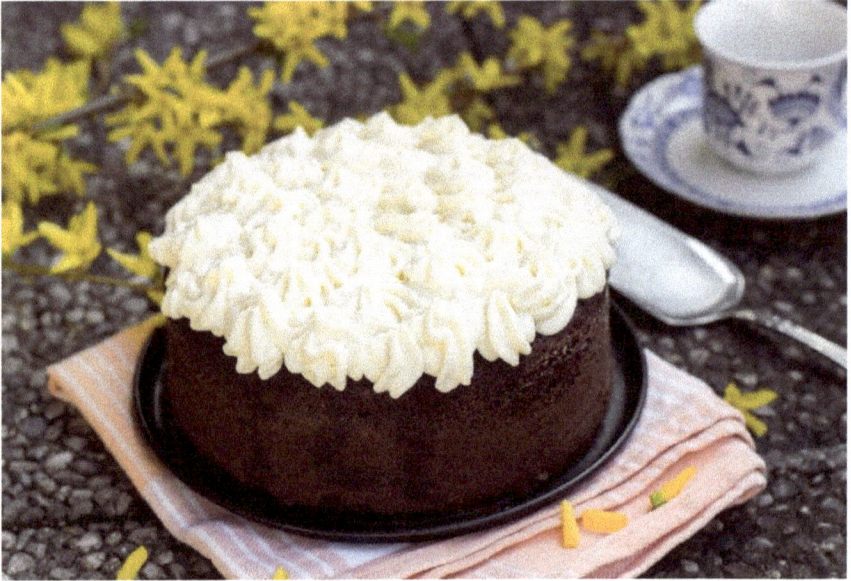

Questa ricetta è piuttosto tradizionale nel gusto, non troppo veloce da fare, però super ricca nel sapore sempre rispettando il regime della dieta chetogenica, rimane una torta adatta a tutti i palati e sana.

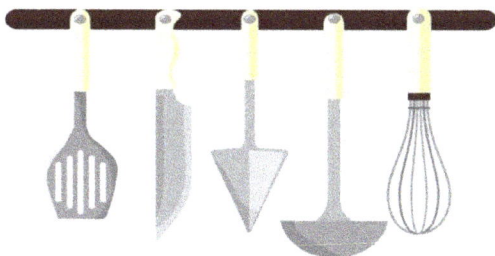

Tempi:

Preparazione 45 min

Cottura 25 min

Totale 70 min

Per 12 persone

Per 1 fetta:

VALORI NUTRIZIONALI		
Energia		290 kcal
Carboidrati		5.8 / 25 gr
Fibre		5.4 gr
Proteine		6.6 / 100 gr
Grassi		25.5 / 100 gr
Polioli		18 gr

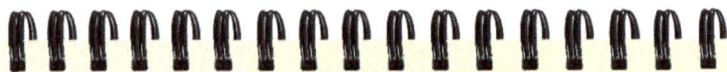

Ingredienti

Per la base:
- 4 uova
- 200 ml di acqua
- 80 gr di farina di mandorle
- 50 gr di farina di cocco
- 15 gr di cacao in polvere
- 50 gr di Eritritolo
- 80 ml di latte di mandorle (non zuccherato)
- 1 pizzico di sale
- 1/2 cucchiaino di bicarbonato di sodio (facoltativo)

Per lo strato di panna:
- 30 gr di panna
- 15 gocce di Stevia alla vaniglia

Per lo strato di cioccolato:
- 20 ml di panna
- 100 gr di pasta di cacao
- 80 gr di Eritritolo in polvere
- 10 gocce di Stevia al cioccolato
- 50 gr di burro

Materiali:

- Fruste elettriche

- Terrina da forno 24/26 cm

- Pentolino
- Ciotola o bicchiere graduato

PROCEDIMENTO

<u>La base</u>

Montate le uova fino ad avere un composto chiaro e schiumoso, aggiungete l'acqua e mescolate il composto, poi aggiungete la farina di mandorle, il cocco, l'eritritolo, il cacao e il bicarbonato di sodio e continuate a mescolare.

Versate il tutto in una teglia imburrata, oleata o con carta da forno e cuocete a 180° gradi per circa 30 minuti, una volta pronta e superata la prova dello stecchino, lasciate che la base si raffreddi bene.

Spargete sulla base raffreddata il latte di mandorle, lasciate che si assorba e mettetela in frigo.

<u>Lo strato di panna</u>

In un contenitore mettete 300 ml di panna e la Stevia alla vaniglia, montate fino ad ottenere un composto cremoso, aggiungete sopra la base la panna montata e mettete in frigo, nel frattempo preparate lo strato di cioccolato.

Lo strato finale di cioccolato

In un pentolino mettete a bollire 200 ml di panna, intanto in un contenitore mettete la pasta di cacao, l'eritritolo, la Stevia al cioccolato ed il burro, aggiungete la panna calda e fate sciogliere il tutto fino ad ottenere una ganache al cioccolato, sempre mescolando bene, dopodiché lasciatela raffreddare per almeno 10 minuti in frigorifero.

Distribuite lo strato di cioccolato sopra lo strato di panna cercando di coprire la torta in maniera omogenea.

Mettete la torta in frigorifero per almeno 4 ore prima di mangiarla.

Se avete tempo lasciatela in frigorifero tutta la notte e servitela il giorno dopo, così sarà perfetta.

BISCOTTI CON GOCCE DI CIOCCOLATO

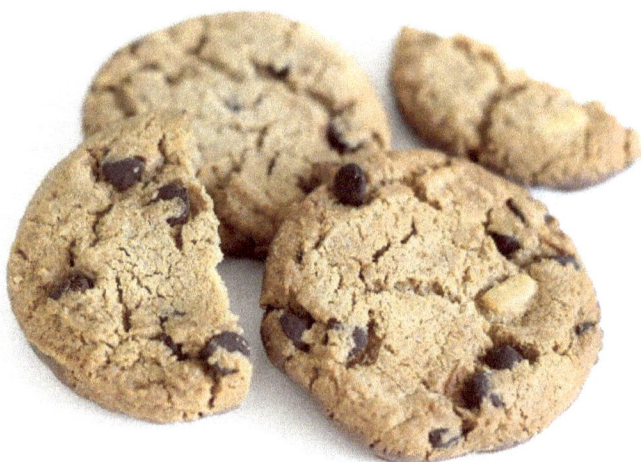

Questa è la ricetta del buonumore, infornare biscotti con gocce di cioccolato, in versione Keto vi gratificherà in ogni momento della vostra giornata.

Il sapore è super ricco ed esaltato dalla croccantezza.

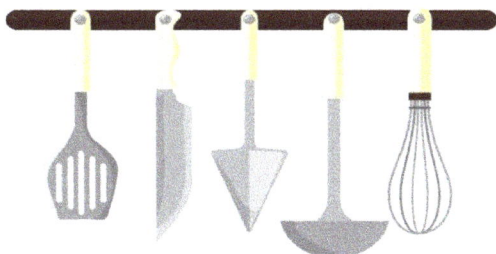

Tempi:

Preparazione 15 min

Cottura 12 min

Totale 27 min

Per 10 biscotti

Per 2 biscotti:

VALORI NUTRIZIONALI		
Energia		347 kcal
Carboidrati		1.7 gr
Zuccheri		1.3 gr
Fibre		4.4 gr
Proteine		8.5 gr
Grassi		0.6 gr
Polioli		18 gr

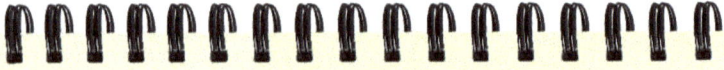

Ingredienti

- 200 gr di farina di mandorle
- 100 gr di Eritrirolo granulato
- 5 gocce di Stevia vanigliata
- 1 uovo
- 20 gr di gocce di cioccolato fondente
- 1 pizzico di sale

Materiali:

- Terrina da forno o carta forno

- Mixer o robot da cucina

PROCEDIMENTO

Preriscaldare il forno a 180° gradi per 10 minuti e nel mentre create una pasta di mandorle tritando la farina di mandorle per 2-3 minuti.

Il composto dovrebbe avere una consistenza fluida e cremosa, unite la pasta di mandorle col resto degli ingredienti, lasciate da una parte solo delle gocce di cioccolato.

Divertitevi a dare varie forme ai vostri biscotti, la rotonda è sicuramente la più semplice, infine aggiungete sopra al composto, schiacciandole un po', le gocce di cioccolato ed infornate per 10/12 minuti circa.

Toglieteli dal forno e serviteli tiepidi.

BI-CIAMBELLA AL CAFFE'

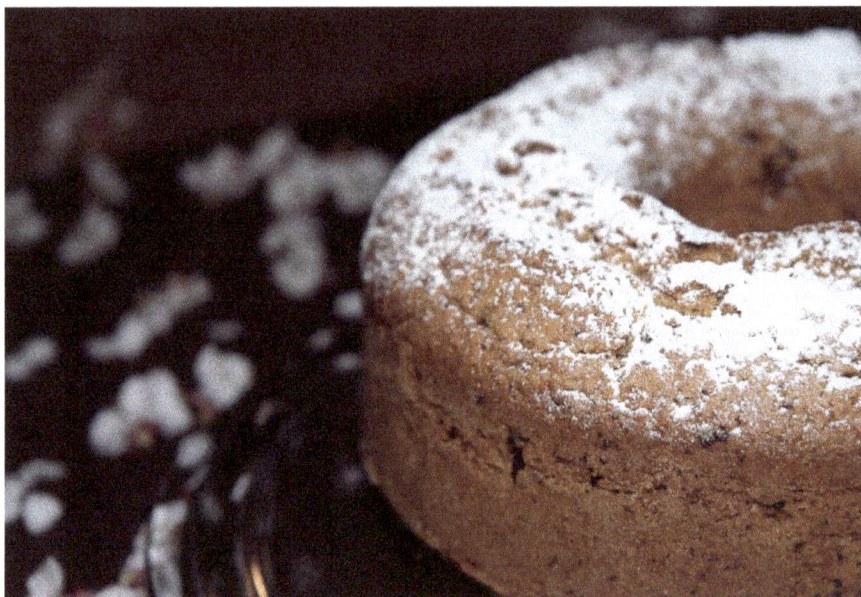

Questa è la ricetta per il dolce più semplice e conosciuto da fare, qui rivisitato in versione keto, low-carb, senza glutine, in 2 colori esaltato nel gusto dal caffè. Morbido e particolarmente digeribile adatto a colazione, merenda e tutti i momenti utili per uno snack.

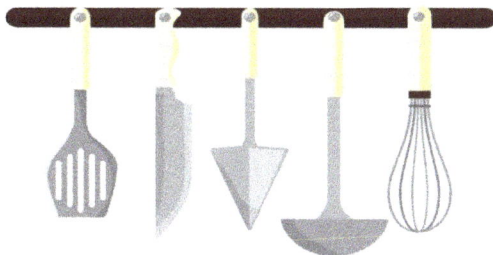

Tempi:

Preparazione 25 min

Cottura 40 min

Totale 65 min

Per 10 persone

Per 1 fetta:

VALORI NUTRIZIONALI		
Energia		208 kcal
Carboidrati		3.2 / 25 gr
Fibre		2.5 gr
Proteine		5.1 / 100 gr
Grassi		11.5 /100 gr
Polioli		15 gr

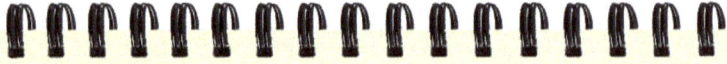

Ingredienti

- 50 gr di farina di mandorle
- 50 gr di farina di cocco
- 150 gr di Eritritolo
- 5 uova
- 200 ml di panna
- 80 gr di burro (fuso)
- 2 tazzine di caffè espresso
- 5 gr di cacao
- 1 cucchiaino di lievito
- 1 pizzico di sale

Materiali:

- Fruste elettriche

- Terrina da forno 24/26 cm

- 2 Ciotole

PROCEDIMENTO

In una ciotola aggiungete farina di cocco e farina di mandorle (setacciate), più l'eritritolo, il lievito e un pizzico di sale, mescolate bene per amalgamare tutti gli ingredienti, evitando i grumi.

Aggiungete ora le uova, la panna ed il burro sciolto, mescolate il tutto fino ad ottenere un composto omogeneo.

In una seconda ciotola aggiungete 1/3 del composto, a questo aggiungete le 2 tazzine di caffè espresso ed il cacao e seguite mescolando il tutto.

Aggiungete separatamente i 2 composti, lo scuro e il chiaro, in uno stampo per ciambellone e aggiungete delle gocce di cioccolato senza zucchero (opzionale).

Cuocete in forno a 180° gradi per circa 40 minuti.

Servite tiepida.

GELATO AL CIOCCOLATO

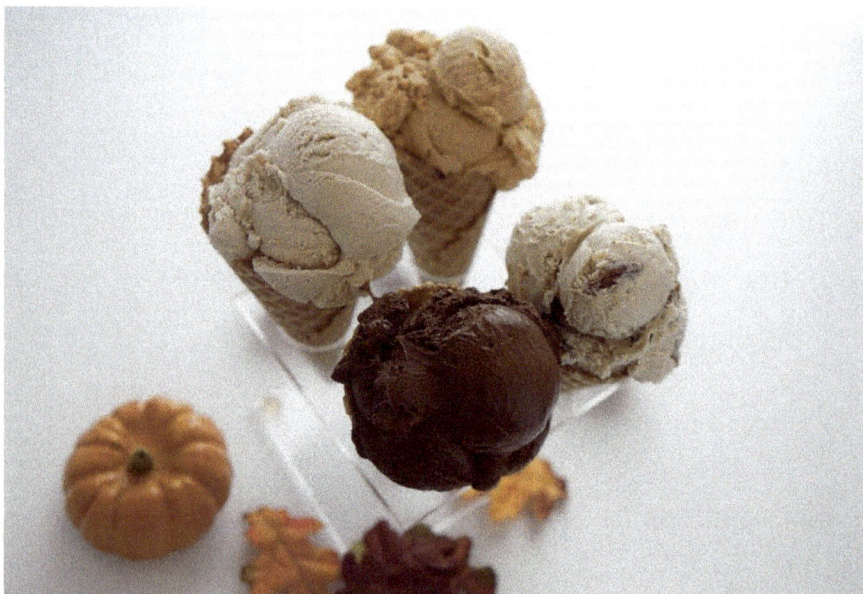

Questa ricetta è semplice, leggera, fresca e per tutti i momenti della giornata.

La base della ricetta è la stessa, si può fare in tantissimi gusti diversi.

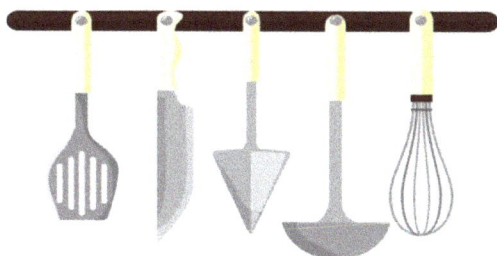

Tempi:

Preparazione 20 min

Gelatiera 25 min

Totale 45 min

Per 10 persone

Per 1 persona (80 gr):

VALORI NUTRIZIONALI		
Energia		190 kcal
Carboidrati		3.2 gr
Fibre		0.8 gr
Proteine		2.1 gr
Grassi		19.5 gr
Polioli		5 gr

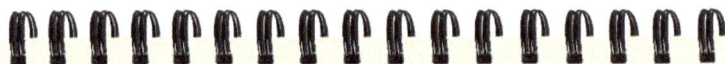

Ingredienti

- 500 ml di panna
- 200 ml di latte
- 60 gr di Xilitolo
- 15 gr di pasta di cacao
- 10 gr di cacao in polvere
- 5 gocce di Stevia al cioccolato
- 1 gr di Stevia pura in polvere (o altri 50 g di Xilitolo)
- 1/2 cucchiaino di vaniglia pura

Materiali:

- Gelatiera
- 1 Pentolino
- Fruste elettriche
- 1 Colino

PROCEDIMENTO

In un pentolino mettete 50 ml di latte con lo xilitolo, la Stevia pura, le gocce di Stevia al cioccolato, la pasta di cacao e la vaniglia.

Fate bollire fino a che gli ingredienti non si sono sciolti completamente, mescolando di tanto in tanto.

Filtrate il composto al cioccolato appena sciolto e lasciatelo raffreddare.

In un contenitore a parte montate leggermente i 500 ml di panna per addensarla ed aggiungete a poco a poco i restanti 150 ml di latte.

Aggiungete al composto appena montato il cioccolato sciolto con il cacao in polvere, mescolate con le fruste elettriche fino ad amalgamare il tutto.

Aggiungete il composto finale in una macchina per il gelato e lasciatela lavorare per circa 25 minuti, o fino a che il gelato non sia abbastanza solido.

GELATO ALLA NOCCIOLA

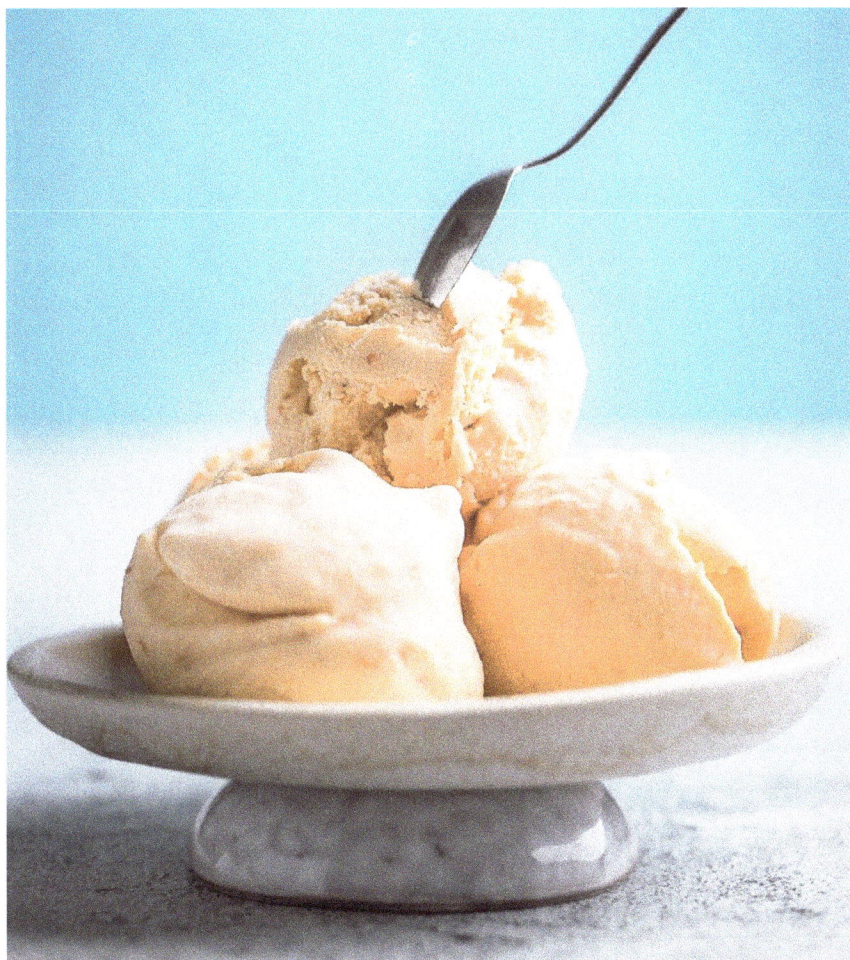

Questa ricetta è semplice, leggera, fresca e per tutti i momenti della giornata.

La base della ricetta è la stessa, si può fare in tantissimi gusti diversi.

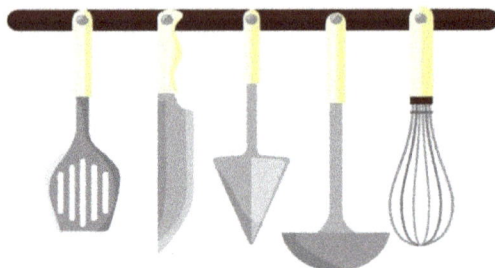

Tempi:

Preparazione 20 min

Gelatiera 20 min

Totale 40 min

Per 10 persone

Per 1 persona (80 gr):

VALORI NUTRIZIONALI		
Energia		247 kcal
Carboidrati		3.3 gr
Fibre		1 gr
Proteine		3.11 gr
Grassi		25.2 gr
Polioli		8 gr

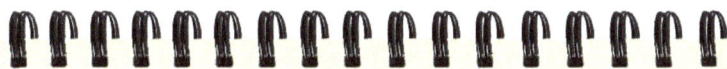

Ingredienti

- 500 ml di panna
- 200 ml di latte
- 150 gr di nocciole
- 50 gr di Xilitolo
- 1 gr di Stevia pura in polvere (o altri 50 gr di Xilitolo)
- 1/2 cucchiaino di vaniglia pura

Materiali:

- Gelatiera

- Fruste elettriche

- 1 Pentolino

- 1 Ciotola

- 1 Setaccio

PROCEDIMENTO

In un pentolino mettete 50 ml di latte con lo xilitolo, la Stevia e la vaniglia, fate bollire fino a che gli ingredienti non sciolgano completamente, in un contenitore a parte aggiungete la panna con i restanti 150 ml di latte. Aggiungete poi, con l'aiuto di un setaccio da cucina, i dolcificanti sciolti precedentemente nel pentolino, con uno sbattitore elettrico montate leggermente il composto fino ad amalgamare il tutto.

Tritate le nocciole fino ad ottenere una consistenza liscia ed omogenea e filtratele con un colino per evitare grumi.

Per ottenere un gelato alla nocciola aggiungete il composto di nocciole creato in precedenza e se preferite un gelato alla vaniglia potete saltare questo punto.

Infine, mettete il composto nella gelatiera e lasciate andare per 15/20 minuti o fintanto che il composto non si sia diventato solido e cremoso.

Pronto da servire.

TORTA AL CAFFE'

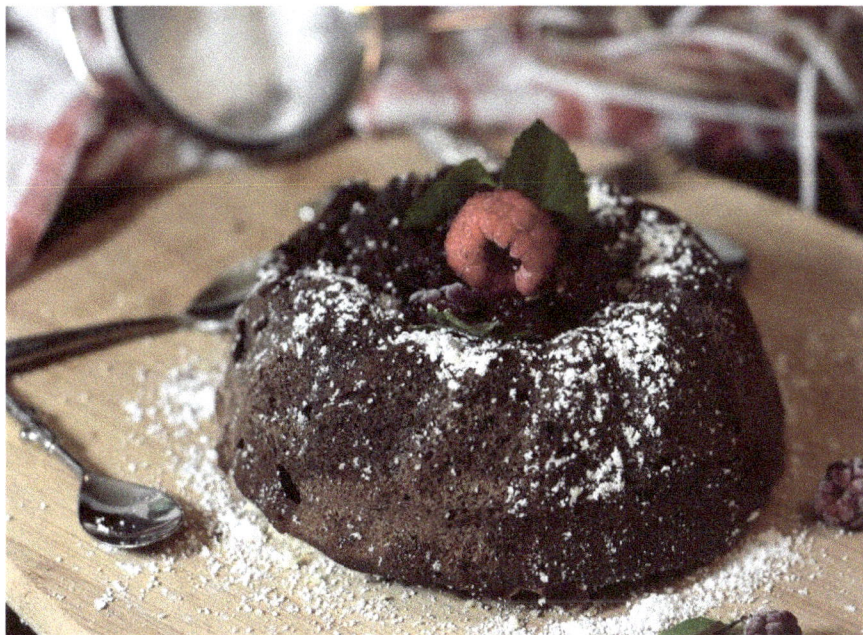

Questa è una ricetta che si prepara in meno di 1 ora, particolarmente adatta come torta di compleanno, sana, low-carb, e perfetta all'interno di una dieta Keto.

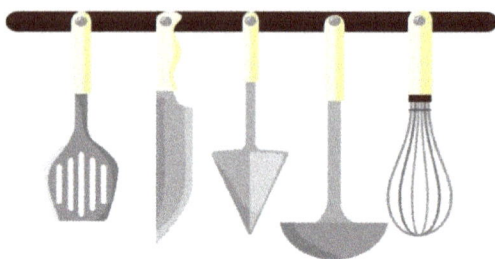

Tempi:

Preparazione 30 min

Cottura 20 min

Totale 50 min

Per 12 persone

Per 1 fetta:

VALORI NUTRIZIONALI		
Energia		265 kcal
Carboidrati		4.5 / 25 gr
Fibre		2.9 gr
Proteine		6.7 / 100 gr
Grassi		18.5 / 100 gr
Polioli		18 gr

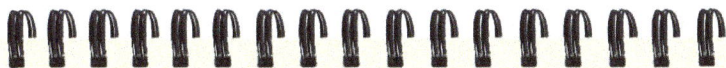

Ingredienti

Per la torta:
- 100 gr di pasta di cacao
- 85 gr di burro
- 150 gr di Eritritolo
- 1 caffè espresso
- 6 uova
- 6 gr di cacao in polvere

Per il ripieno:
- 400 gr di panna
- 250 gr di mascarpone
- 125 gr di Eritritolo
- 1 caffè espresso lungo

Materiali:

- Fruste elettriche

- 2 Teglie della stessa dimensione

- 1 Pentolino

- 2 Ciotole

PROCEDIMENTO

Per la torta

Preriscaldate il forno a 180° gradi per 10 minuti circa, e preparate 2 teglie della stessa dimensione.

Sciogliete il burro in un pentolino con la pasta di cacao, aggiungete al composto un espresso e 50 gr di eritritolo.

Separate i tuorli e gli albumi delle 6 uova.

Sbattete i tuorli insieme a 20 gr di eritritolo e il cacao in polvere, aggiungete il cioccolato sciolto all'inizio (facendo attenzione che non sia ancora caldo) al composto di albumi e cacao, mescolate bene per amalgamare il tutto.

Montate a neve gli albumi aggiungendo i restanti 80 gr di Eritritolo, fate attenzione ad aggiungerli 1/3 alla volta, poco, a poco.

Incorporate gli albumi al composto dal basso verso l'alto per non smontarli.

Una volta incorporati gli albumi separate il composto finale in maniera equa nelle 2 teglie.

Infornate per circa 20 minuti a 180°gradi.

Per la glassa

Preparate un espresso doppio e lasciatelo raffreddare in frigorifero.

Sbattete prima la panna fino a formare un composto abbastanza solido.

Aggiungete il mascarpone con 125 gr di eritritolo e sbattete il composto fino ad amalgamare bene il tutto.

Aggiungete il caffè raffreddato e mescolate bene per l'ultima volta il composto.

Farcite la torta con uno strato generoso di crema nel mezzo e ricoprite il resto della torta con il resto della crema.

Pronta per essere servita.

WAFFLE KETO

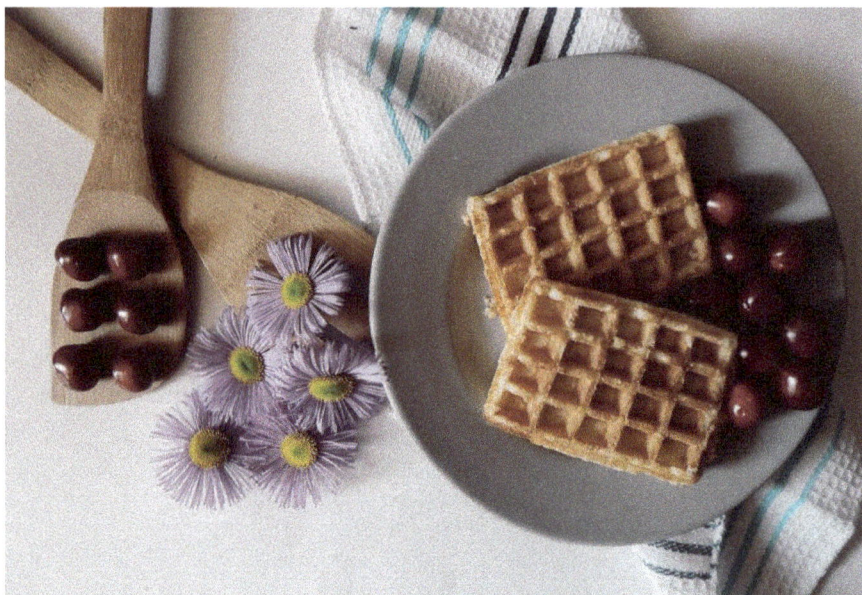

Ideali per la colazione, come snack o per una festa, questa ricetta dolce vi farà dimenticare di essere a dieta. Mangiate i vostri waffle caldi o tiepidi, soli appena sfornati o accompagnati con lamponi, fragole e mirtilli, saranno una gratificazione per il palato di tutti e come premio all'interno del regime alimentare chetogenico.

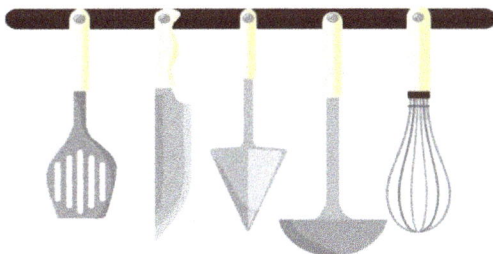

Tempi:

Preparazione 6 min

Cottura 15 min

Totale 21 min

Per 4 persone

Per 1 persona:

VALORI NUTRIZIONALI		
Energia		299 kcal
Carboidrati		8 gr
Zuccheri		1.4 gr
Proteine		8.9 gr
Grassi		27.6 gr

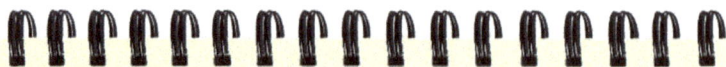

Ingredienti

- 360 gr di farina di mandorle
- 1 pizzico di sale
- 4 gr di lievito per dolci
- 2 cucchiai di Eritritolo
- 2 uova grandi
- 200 ml di latte di mandorle
- 60 gr di olio extravergine di cocco
- 1 cucchiaio di estratto di vaniglia

Materiali:

- Fruste elettriche
- 1 Contenitore cilindrico o bicchiere grande
- Tostiera per waffle

PROCEDIMENTO

In un recipiente cilindrico sbattete le uova fino ad ottenere un composto fermo e schiumoso, in un'altra ciotola versate la farina di mandorle, il lievito e il sale, amalgamate e mischiate insieme tutti gli ingredienti fino ad ottenere un composto omogeneo.

Preriscaldate la piastra per qualche minuto mentre il composto riposerà un po', a questo punto a seconda della vostra piastra per waffle, versate il composto a cuocere, mediamente 5/7 minuti sono sufficienti per terminare la cottura e dorare i vostri waffle da entrambi i lati.

Questa ricetta deliziosa è perfetta anche per fare una bella presentazione in famiglia o per una festa. Guarnite i waffle con fragole, lamponi, mirtilli o yogurt greco, il tutto sano e naturalmente, low-carb.

Attenzione però agli abbinamenti, perché i waffle hanno molti carboidrati quindi per non uscire dalla chetosi dovrete fate molta attenzione a quello che metterete in abbinamento.

Serviteli caldi/tiepidi.

PAN DI SPAGNA AL COCCO

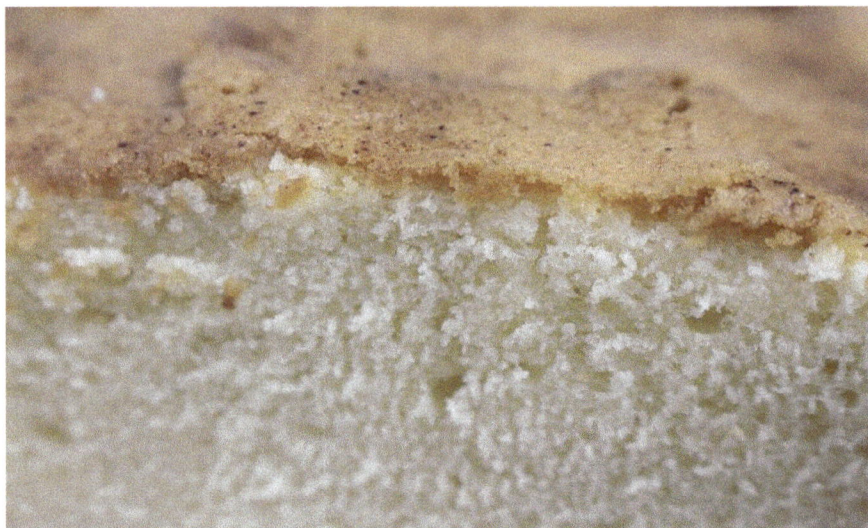

La ricetta per questo Pan di Spagna è indispensabile per tutte le amanti dei dolci, mangiato solo o come base per torte più elaborate, il risultato è una base morbidissima.

È ottimo per la colazione, accompagnato da caffè, cappuccino o da una deliziosa tazza di te, oppure da servire a fine pasto, magari accompagnato da un po' di panna montata e mirtilli freschi.

Questa ricetta a basso indice glicemico farà contenti tutti, da chi segue la dieta keto a chi vuole mangiare qualcosa di sano ma estremamente gustoso, senza farina, né glutine.

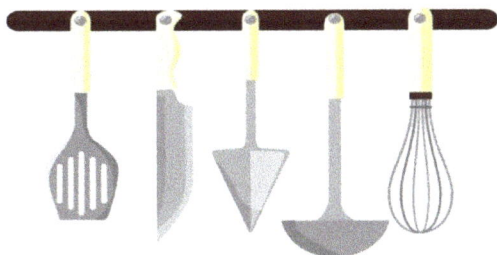

Tempi:

Preparazione 25 min

Cottura 25 min

Totale 50 min

Per 12 persone

Per 1 persona:

VALORI NUTRIZIONALI		
Energia		178 kcal
Zuccheri		2.6 gr
Proteine		3.8 gr
Grassi		16.3 gr

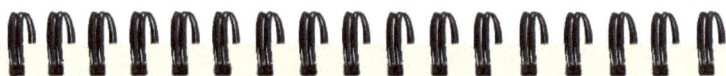

Ingredienti

- 4 uova
- 250 gr farina di cocco (oppure cocco grattugiato)
- 300 ml di acqua o altra bevanda sostitutiva del latte (cocco, mandorla, soia, etc.)
- 120 gr di yogurt greco
- 60 gr di Eritritolo
- 1/2 bustina di lievito per dolci
- 1 bacca di vaniglia o aroma alla vaniglia non zuccherato

Materiali:

- Fruste elettriche o a mano

- 1 Terrina da forno 24/25 cm

- 1 Ciotola

PROCEDIMENTO

Montate a neve gli albumi delle uova, aggiungete l'eritritolo alla spuma ottenuta, poi unite anche i tuorli e la vaniglia mischiando il tutto con vigore.

Unite al composto il latte, la farina di cocco e lo yogurt greco continuando a mischiare con un cucchiaio per amalgamare tutti gli ingredienti.

A questo punto accendete il forno e preriscaldatelo per 15 minuti a 180° gradi, lasciando per lo stesso tempo il composto a riposare in frigorifero.

Imburrate o oleate una terrina di circa 24/25 cm di diametro, versate tutto il composto e lasciate cuocere in forno, preferibilmente ventilato per 25 minuti.

Il pan di spagna al cocco è la base per molte torte tradizionali e famose, perché morbida e gustosa, perfetta per qualsiasi ripieno e farcitura e soprattutto facile da preparare.

Una ricetta che va provata almeno una volta nella vita.

Una delle sorprese più grandi che avrete cucinando le nostre ricette, una volta iniziata la dieta chetogenica, è la possibilità di preparare dolci in alternativa ai tradizionali, a basso indice glicemico, glutee free e allo stesso tempo molto buoni e belli da vedere, come nel caso della ricetta appena terminata.

PANCAKE KETO

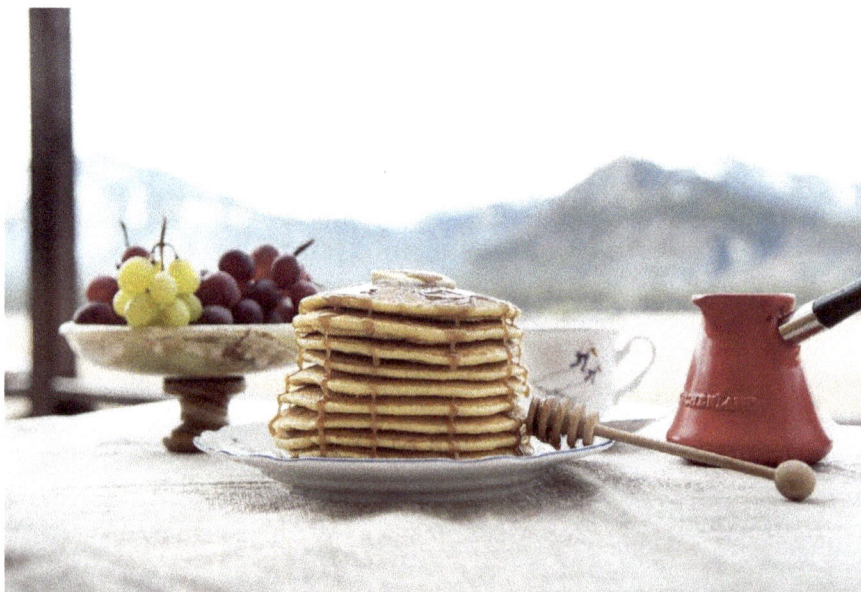

Come ben saprete il regime chetogenico, aiuta a scendere di peso non utilizzando alcuni alimenti come ad esempio la farina, a favore di molti altri alimenti con alto indice di proteina, questa ricetta ne è un esempio perfetto.

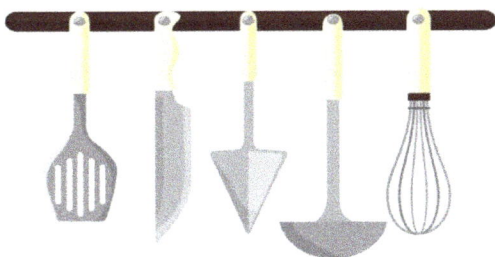

Tempi:

Preparazione 15 min

Cottura 15 min

Totale 30 min

Per 4 persone

Per 1 persona:

VALORI NUTRIZIONALI		
Energia		94 kcal
Zuccheri		0.3 gr
Proteine		3.1 gr
Grassi		8.5 gr

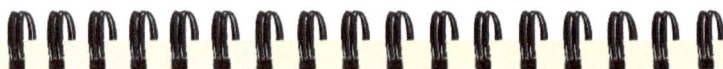

Ingredienti

- 3 uova medie
- 1 cucchiaino di cannella
- 12 gr di Eritriolo
- 4 gr di lievito per dolci
- 37 gr di semi di lino finemente tritati in un mixer
- 30 gr di burro chiarificato o ghette

Materiali:

- Mixer, fruste elettriche o a mano

- 1 Padella antiaderente

PROCEDIMENTO

Unite tutti gli ingredienti fatta eccezione per le uova, amalgamate bene con una frusta a mano, elettrica o con l'aiuto di un mixer, aggiungete infine, quando la consistenza sarà cremosa, le uova continuando a mescolare fino ad ottenere un composto uniforme.

Fate riposare in frigo il composto per 10 minuti.

Prendete una padella antiaderente e scaldatela per qualche minuto, a fuoco medio,

una volta che sarà calda versate il composto a coprire la padella con uno strato sottile e lasciate dorare uniformemente per circa 45 secondi, cuocere l'altro lato del pancake per circa 30 secondi.

Seguite facendo la stessa cosa per quanti pancake vorrete cuocere.

Questi Pancake sono soffici e morbidi, perfetti per la colazione o serviti come dessert.

Potrete accompagnarli con yogurt greco e mirtilli o marmellata di fragole (nella ricetta successiva) o di albicocche, o semplicemente accompagnati da scaglie di cioccolato amaro.

Serviteli tiepidi.

<u>Note</u>

Chi segue la dieta chetogenica si troverà di tanto in tanto a voler soddisfare il desiderio di dolce. Questa ricetta per i pancake keto è piuttosto semplice e il risultato sorprendentemente buono.

A rendere la ricetta preziosa ci sono il valore aggiunto del contenuto di Omega 3 e un bassissimo indice glicemico 0.1.

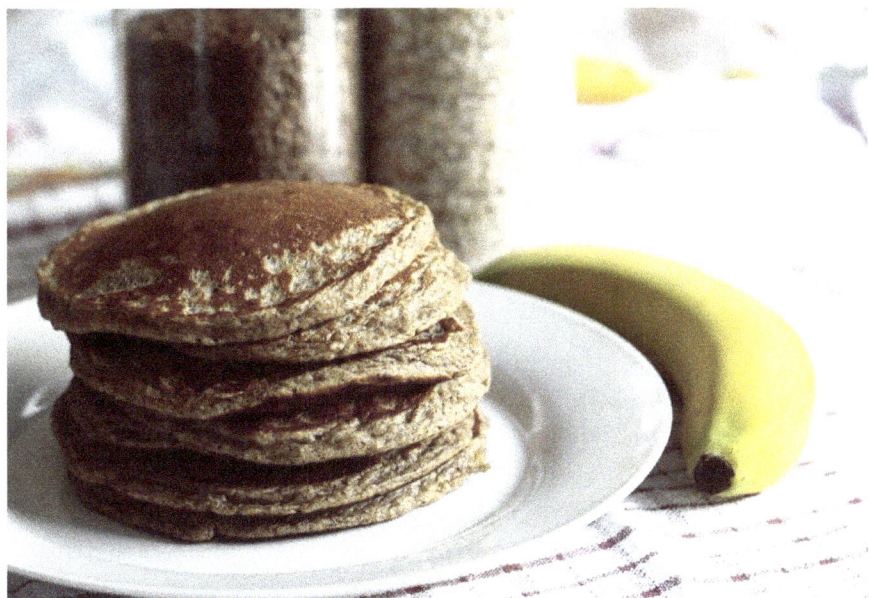

MARMELLATA DI FRAGOLE

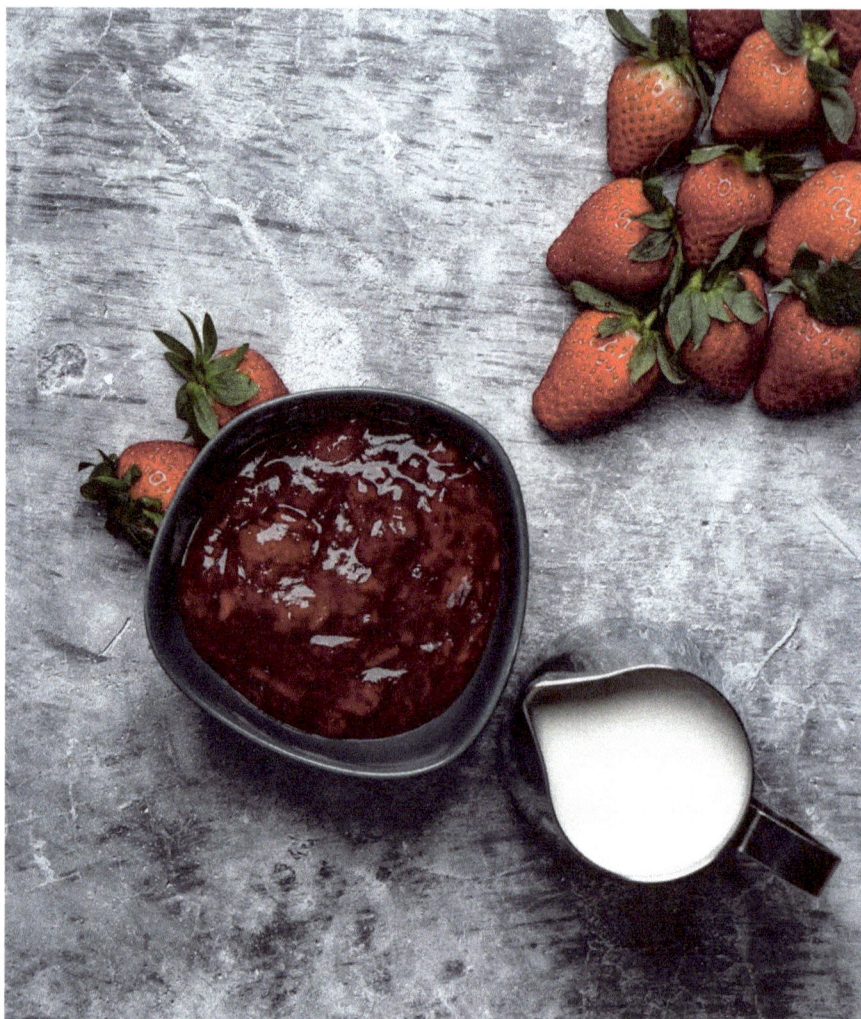

La ricetta di marmellata di fragole con semi di chia è particolarmente facile da fare senza zucchero, keto, paleo e senza glutine.

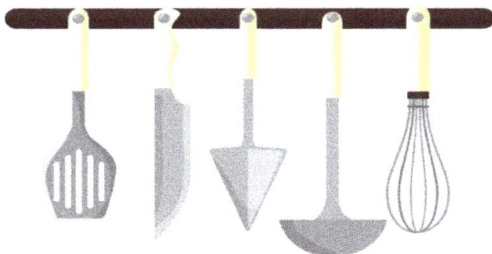

Tempi:

Preparazione 15 min

Cottura 15 min

Totale 30 min

Per 2/4 vasetti

Per 1 persona:

VALORI NUTRIZIONALI		
Energia		16 kcal
Carboidrati		1.4 gr
Proteine		0.3 gr
Grassi		0.5 gr

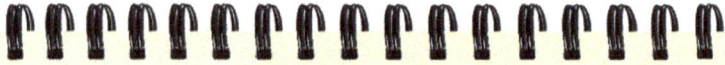

Ingredienti

- 500 gr di fragole fresche o congelate
- 100 gr di Eritritolo
- 50 gr di semi di chia
- 1 cucchiaio di aceto balsamico

Materiali:

• 4 Barattoli di vetro da 125 gr o 2 barattoli da 250 gr con tappo

• Padella antiaderente

Questa marmellata è perfetta per gratificare un'improvvisa voglia di dolce o come accompagnamento a pancake o a pan di Spagna. Facilissima da preparare, si conserva fino a due settimane in frigorifero, sana ed economica, specie se paragonata ai prodotti equivalenti da supermercato, e volendo può essere conservata per molto più a lungo, mettendola a bagnomaria per 45 minuti, creando il sottovuoto.

PROCEDIMENTO

Mettete tutti gli ingredienti in una padella antiaderente e dai bordi alti, lasciate cuocere il tutto a fuoco lento, controllando di tanto in tanto la consistenza, dopo circa 15 minuti il composto dovrebbe aver raggiunto la densità giusta.

Versate la marmellata ancora calda nei barattoli di vetro, precedentemente sterilizzati in acqua bollente e lasciati raffreddare capovolti.

Sostituendo le fragole questa è una ricetta per realizzare marmellate con molti altri tipi di frutta.

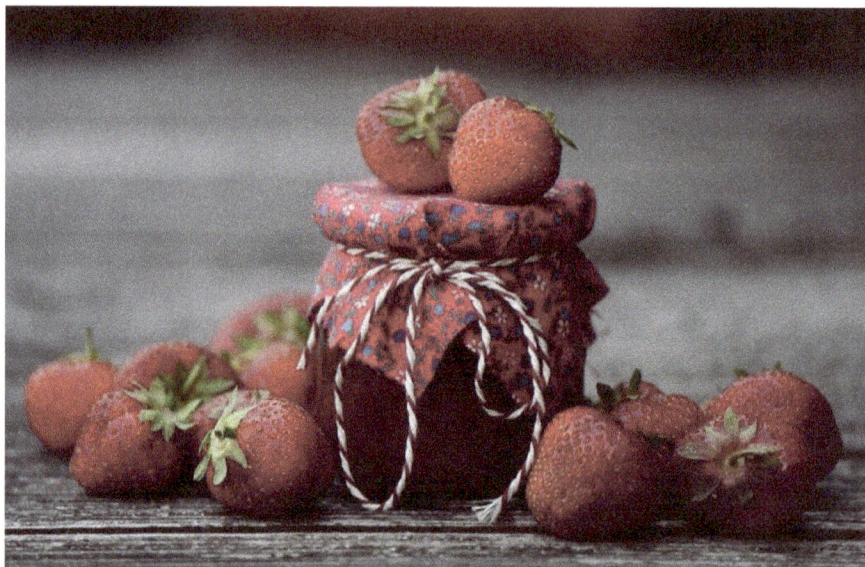

CROSTATA AL CIOCCOLATO E COCCO

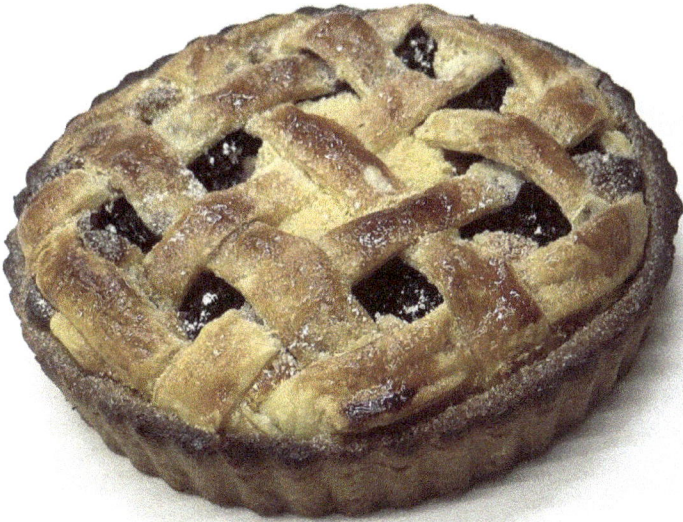

Questa ricetta di crostata di cioccolato e cocco è di difficoltà media, sana, senza zuccheri e senza glutine però molto golosa e bella da vedere.

Prendetevi un po' di tempo e gustatevi i profumi nel farla, prima dei sapori.

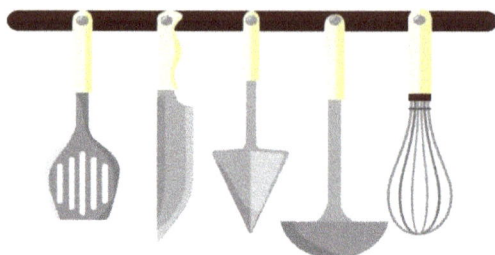

Tempi:

Preparazione 60 min

Cottura 30 min

Totale 90 min

Per 4/6 persone

Per 1 persona:

VALORI NUTRIZIONALI		
Energia		283 kcal
Carboidrati		4 gr
Proteine		13.5 gr
Grassi		24 gr
Ratio		1.5

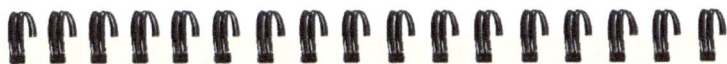

Ingredienti

Per la base:
- 250 gr di farina di mandorle
- 50 gr di Eritritolo
- 100 gr di burro
- 2 uova

Per il ripieno:
- 3 albumi
- 50 gr di Eritritolo
- 150 gr di cocco rapè

Per la copertura:
- 100 gr di panna da montare
- 50 gr di cioccolato fondente 90%

Materiali:

- Mixer

- 1 Tortiera da 24/25 cm

- 1 Pentolino

- 1 Ciotola

PROCEDIMENTO

Mettete in un mixer a frullare la farina con l'eritritolo ed il burro freddo di frigorifero, quando è tutto amalgamato, aggiungete i tuorli continuando ad impastare, per amalgamare bene il composto.

Lasciate il composto in frigorifero per 30 minuti, poi mettetelo nella tortiera di diametro 24 cm circa, dopo averla imburrata o oleata.

Scaldate a bagnomaria gli albumi e l'eritritolo fino a quando quest'ultimo non si sarà sciolto del tutto, toglietelo dal fuoco ed aggiungete il cocco amalgamando il composto.

Riempite la base con il ripieno e cuocete in forno preferibilmente ventilato, per 30 minuti a 180° gradi.

Scaldate la panna, fate molta attenzione non deve bollire e sciogliete il cioccolato.

Versare il composto sopra la torta.

Lasciate in frigorifero per almeno un'ora.

Servite fredda.

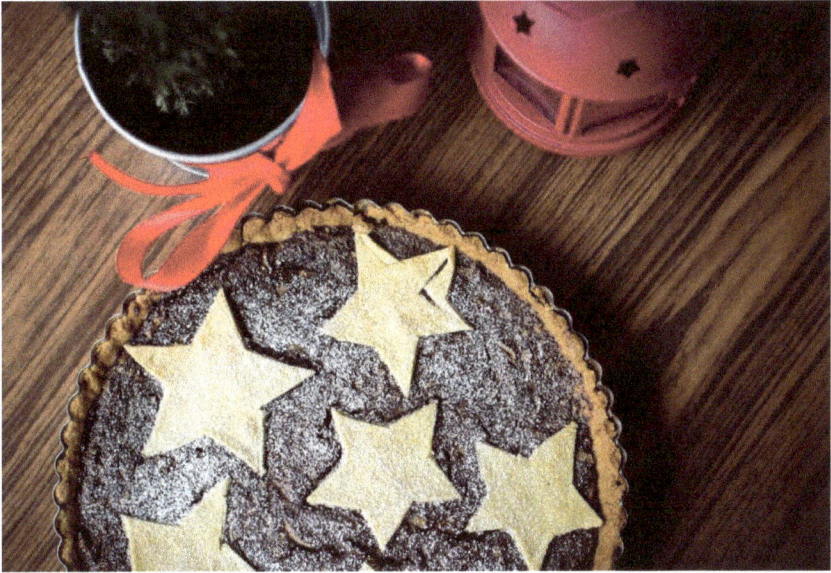

TORTA UVA MANDORLE E LIMONE

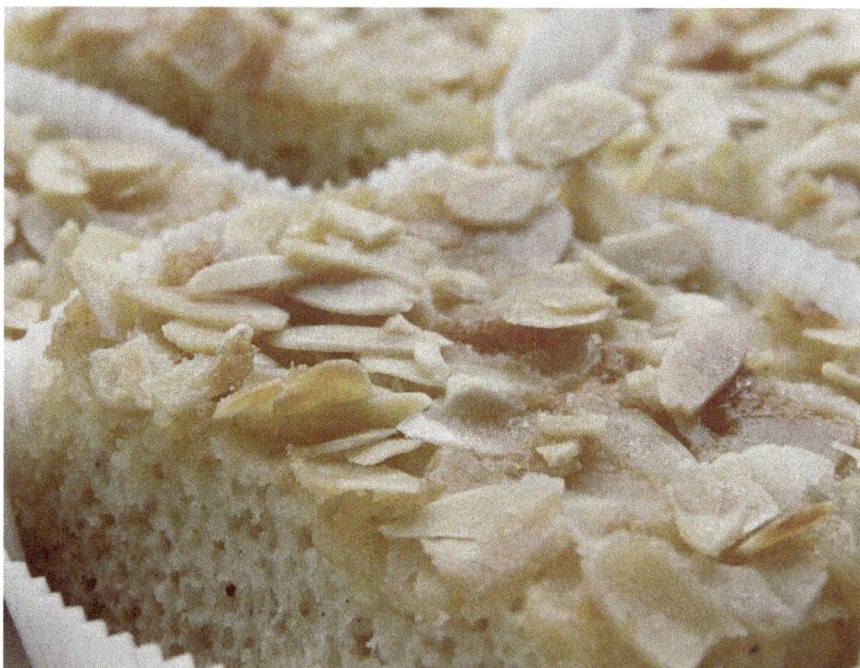

Questa è una ricetta per una torta veramente particolare, profumata e morbidissima, senza glutine, senza lattosio, senza burro e senza zucchero, per questo perfetta per gratificare il gusto senza intaccare le regole del regime alimentare chetogenico.

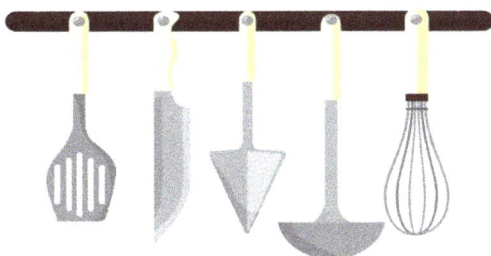

Tempi:

Preparazione 15 min

Cottura 40 min

Totale 55 min

Per 6 persone

Per 1 persona:

VALORI NUTRIZIONALI		
Energia		258 kcal
Carboidrati		4.6 gr
Proteine		11.7 gr
Grassi		20 gr
Ratio		1.5

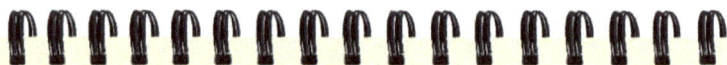

Ingredienti

- 100 gr di farina di mandorle o mandorle tritate finemente
- 100 gr di farina di mais fine per dolci o altra farina (1, 0, 00)
- 50 gr di farina di riso
- 50 gr di amido di mais o fecola di patate
- 1 uovo
- 100 gr di albumi
- 180 gr di panna vegetale o di soia
- 120 gr di Eritritolo o 100 gr di zucchero (di canna, normale o di cocco) o 60 gr Stevia
- 1 limone (scorza) o aroma al limone
- 200 gr di uva
- 1 pizzico di bicarbonato
- 1 bustina di lievito per dolci

Materiali:

- Fruste elettriche

- Tortiera da 20 cm di diametro

PROCEDIMENTO

Tagliate a metà i chicchi d'uva rimuovendo con attenzione tutti i semi, mettete l'uva senza semi da una parte e in una ciotola montate l'uovo insieme all'albume e al dolcificante scelto, fino ad ottenere un composto chiaro e spumoso, aggiungete la panna vegetale, sempre continuando a montare.

In una ciotola a parte, unite le farine alla bustina di lievito, aggiungete inoltre un pizzico di bicarbonato, sempre continuando a mescolare bene, in modo che le farine siano amalgamate in maniera omogenea e soprattutto senza grumi.

Aggiungete alle farine la scorza grattata di un limone (o l'aroma), unite gli ingredienti secchi ai liquidi un paio di cucchiai alla volta, a poco, a poco, continuando a mescolare per mantenere il composto omogeneo.

Unite ora al composto i 3/4 dell'uva preparata in precedenza ed incorporala bene all'impasto con una spatola.

Versate l'impasto nella tortiera precedentemente imburrata o oleata e infarinata o foderata con carta forno, decorate a piacimento la superficie del composto facendo dei disegni con i restanti acini d'uva.

Mettete in forno ventilato o statico a 180°/170° gradi per 45 minuti circa, per vedere se è cotto bene vale la regola dello stecchino, una regola per tutti i dolci al forno, utilizzate uno stecchino, bucate la torta e se esce senza nulla attaccato vuol dire che è pronta.

Servite fredda o appena tiepida.

La torta può essere congelata e consumata successivamente, scongelandola in microonde oppure in modo naturale.

Si conserva non congelata dopo la cottura, ben coperta per 2 o 3 giorni.

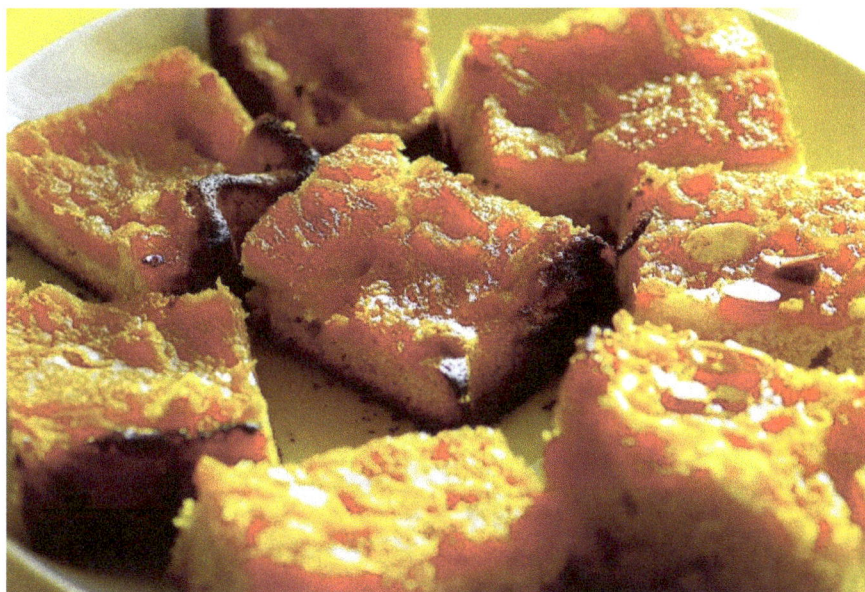

TORTA ARANCIA E CANNELLA

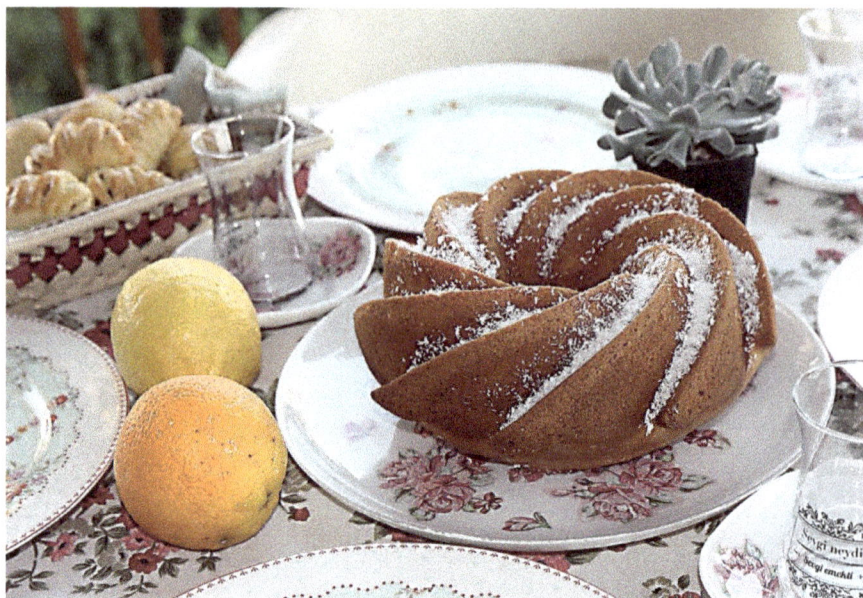

Questa torta si realizza in meno di 1 ora e con media difficoltà, particolarmente soffice e profumata, adattissima per colazione o in tutti i momenti della giornata in cui di desidera avere una marcia in più.

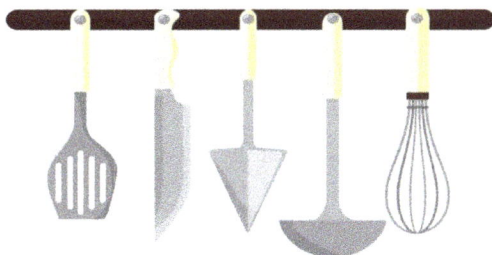

Tempi:

Preparazione 10 min

Cottura 40 min

Totale 50 min

Per 6 persone

Per 1 persona:

	VALORI NUTRIZIONALI	
Energia		356 kcal
Carboidrati		12.5 gr
Proteine		14 gr
Zuccheri		0.5 gr
Fibre		14.5 gr
Grassi		54 gr
Ratio		1.93

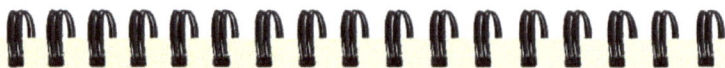

Ingredienti

- 120 gr di farina integrale
- 40 gr di farina di cocco
- 40 gr di amido di mais o fecola di patate
- 16 gr di lievito per dolci
- cannella q.b.
- 3 uova
- 125 gr di yogurt greco 0% grassi
- 20 ml di olio di cocco o di semi (5 ml sono un cucchiaino)
- 90 ml di succo di arancia
- 45 gr di Stevia o 120 gr di Eritritolo o 75 gr di zucchero di canna
- 1 cucchiaino di scorza di arancia bio
- 2/3 fette di arancia per decorare

Materiali:

- 1 Tortiera a cerniera (a cui si possa togliere il bordo) di 24 cm

- Fruste elettriche, mixer o planetaria

- 1 Setaccio

- 1 Ciotola

PROCEDIMENTO

Montate l'uovo con il dolcificante granulare che avete scelto fino ad ottenere un composto chiaro e spumoso, continuando a mescolare, aggiungete l'olio e lo yogurt, successivamente il succo e la scorza d'arancia.

Unite al composto spumoso le farine setacciate insieme al lievito e alla cannella.

Spolverizzate il fondo della tortiera preventivamente foderata con carta forno o oleata e infarinata, con del dolcificante granulare (truvia o eritritolo) oppure con dello zucchero di canna o di cocco o al massimo lo zucchero normale, con della cannella.

Zucchero e cannella faranno caramellizzare la superficie della torta.

Adesso mettete sul fondo della tortiera le fettine di arancia tagliate dello spessore di 3/4 mm in modo da coprire tutta la circonferenza dello stampo, versate l'impasto sulle fettine di arancia in modo da coprirle ed infornate nel forno preriscaldato a 180° gradi per 5 minuti, e cuocete per altri 40 minuti circa.

Importante che la superficie della torta sia dorata, se hai qualche doppio utilizza il trucco dello stecchino*.

*se la torta è cotta non si attaccherà nulla allo stecchino.

Fatta la prova dello stecchino e comprovata la cottura con la superficie dorata della torta, toglietela dal forno e lasciatela intiepidire.

Rovesciate la vostra torta su un piatto in modo che la parte con le fette di arancia sia rivolta verso l'altro.

Adesso decorate a piacere, se volete con altra cannella.

MUFFIN BANANA E PECAN

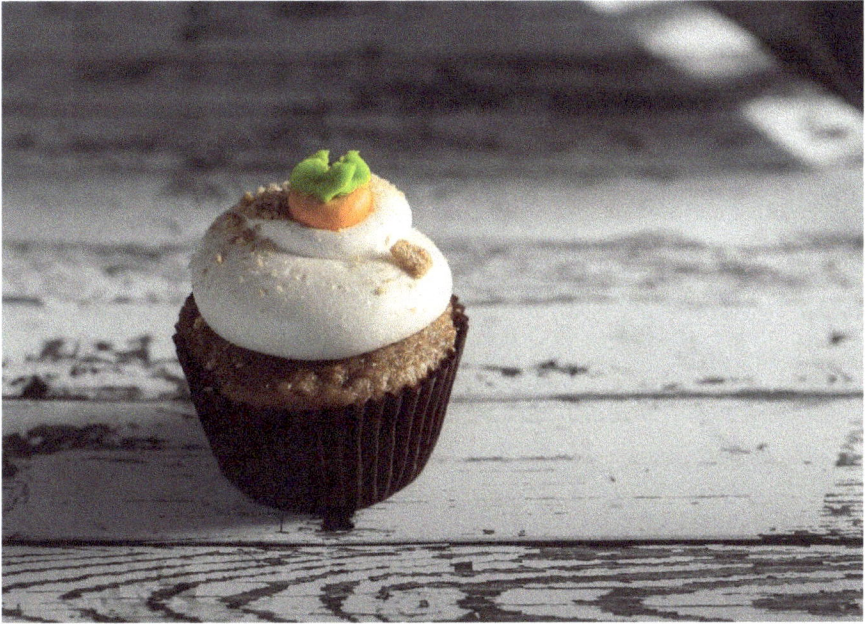

Per le nostre ricette queste sono fondamentali gli ingredienti e i valori nutrizionali, leggete bene quando fate la spesa tutto ciò è molto importante per la nostra salute. Evitate alimenti che contengano additivi che hanno solo scopo decorativo/estetico, perché sono assolutamente inutili per la qualità della vostra cucina e invece nocivi. Ci sono invece aromi con i quali possiamo sostituire ingredienti non chetogenici, come la frutta con molto zucchero o il caramello.

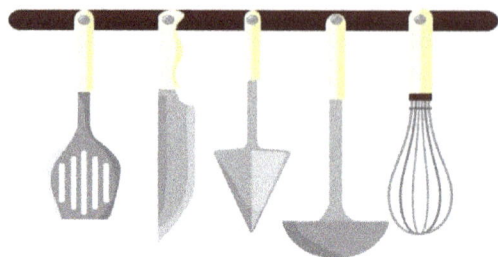

Tempi:

Preparazione 60 min

Cottura 30 min

Totale 90 min

Per 12 muffin

Per 1 muffin:

	VALORI NUTRIZIONALI	
Energia		210 kcal
Carboidrati		1.47 gr
Proteine		6.48 gr
Grassi		19.09 gr
Ratio		2.46

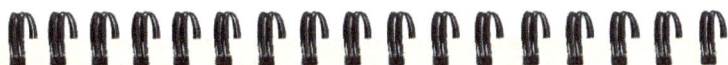

Ingredienti

- 135 gr di farina di mandorle
- 90 gr di farina Dieta medicale Pasta
- 30 gr di Eritritolo
- 60 gr di burro
- 75 gr di panna fresca
- 3 uova medie (55 gr)
- 12 gr di lievito istantaneo
- 60 gocce di aroma alla banana (Bulkpowders, Liquiflav)
- 60 gr di noci pecan di cui 12 gherigli interi per la decorazione e tutto il resto spezzettato

Materiali:

- Fruste elettriche

- 1 Ciotola

- 12 Pirottini in carta o silicone

PROCEDIMENTO

In questa ricetta la quantità di eritritolo utilizzata è molto poca perché gli aromi Liquiflav sono dolcificati con sucralosio, amalgamate tutti gli ingredienti con una frusta elettrica, lasciando da una parte i gherigli interi.

Suddividete il tutto versando il composto in 12 pirottini da muffin, molto carini sono quelli in carta di tanti colori.

Mettete un gheriglio intero dentro ogni muffin, spingendolo un po' dentro, all'interno dell'impasto, perché lievitando in forno salirà di nuovo e servirà a decorare.

Cuocete i muffin in forno ventilato preriscaldato per 5 minuti a 160° gradi e cuocete per altri per 20 minuti. Il colorante contenuto nell'aroma darà un gradevole aspetto dorato alla superficie dei muffin.

Serviteli caldi/tiepidi.

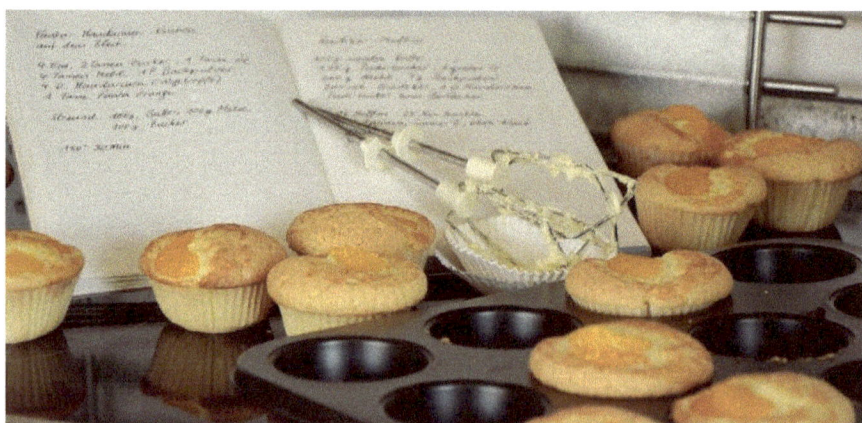

TORTA BASILICO, FRAGOLE E LIMONE

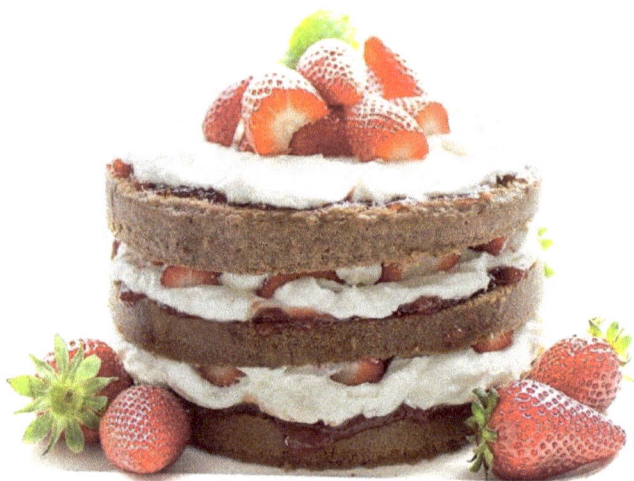

Realizzare bene questa ricetta potrebbe sembrare semplice, ma non è affatto così, come tutte le ricette semplici non vanno sottovalutate e come ben saprete, questa regola vale soprattutto per cucinare i dolci che vanno particolarmente curati in ogni sua fase.

Ad esempio, gli albumi vanno montati alla perfezione e tutti gli ingredienti amalgamati con delicatezza e amore.

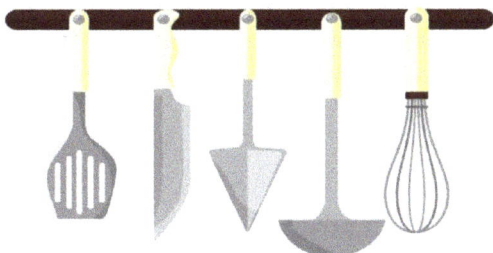

Tempi:

Preparazione 10 min

Cottura 50 min

Totale 60 min

Per 6 persone

Per 1 persona:

	VALORI NUTRIZIONALI	
Energia		240 kcal
Carboidrati		15 gr
Proteine		30 gr
Grassi		6 gr

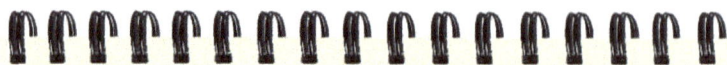

Ingredienti

- 20 gr di farina di riso integrale
- 10 gr di amido di mais
- 35 gr di farina di cocco
- 20 gr di farina di avena
- 25 gr di fiocchi di avena aromatizzati alla crema al limone oppure altra avena normale e scorza di ½ limone
- ½ bustina lievito per dolci oppure 1 cucchiaino di bicarbonato e succo di limone oppure 1 bustina di idrolitina e acqua oppure cremor tartaro e 1 pizzico di bicarbonato
- 40 gr Stevia oppure altro dolcificante naturale
- 1 uovo
- 50 gr di albume
- 50 gr di polpa di mela
- 15 gr di olio di cocco
- 100/130 ml di latte di cocco oppure altro latte vegetale
- 200 gr fragole
- 10 foglie di basilico

In base alle farine utilizzate, l'impasto potrebbe risultare più o meno denso, si consiglia di usare 100 ml di latte in più e di aggiungere il resto se l'impasto fosse troppo denso.

Materiali:

- 1 Tortiera da 16 cm

- Fruste elettriche

- 2 Ciotole

PROCEDIMENTO

Preriscaldate il forno, preferibilmente ventilato, a 180° gradi per 10 minuti.

In una ciotola unite le farine al lievito, alla Stevia e alla scorza di limone.

In un'altra ciotola invece unite l'uovo, l'albume, la polpa di mela, l'olio di cocco e il latte di cocco.

Mescolate bene con una frusta elettrica o a mano gli ingredienti liquidi e unite un poco alla volta, più o meno in 3 volte, gli ingredienti secchi, avendo cura di incorporare bene per ottenere un composto senza grumi, aggiungete ora le fragole e il basilico tagliato a pezzettini.

Un consiglio importante spezzettate il basilico con le mani e non con il coltello per evitare che si ossidi.

Se non usate il lievito aggiungete ora l'idrolitina e fatela reagire con poca acqua, oppure il bicarbonato con qualche goccia di limone, mescolate bene, bene facendo sparire la schiuma, in modo che il sapore non risulti amaro.

Versate il composto in una tortiera rivestita con carta forno e infornate a 180°gradi per 50/60 minuti, dopodiché utilizzate la prova dello stecchino.

La torta si conserva bene, umida e morbida per 3 o 4 giorni.

Migliore se coperta da una campana per torte, e si consiglia ogni volta prima di mangiarla di scaldare un poco nel forno a microonde.

È possibile congelarla, monoporzione tagliandola a fette.

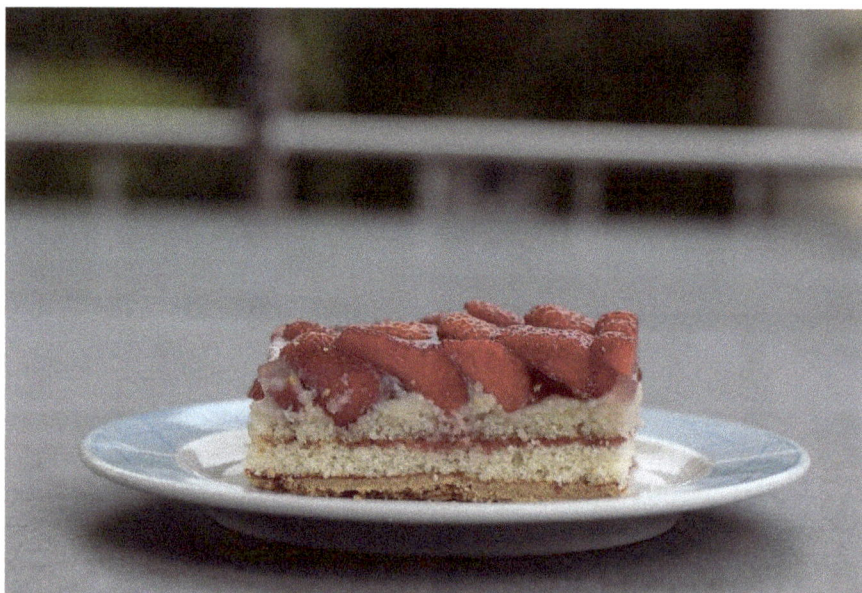

WAFFLE CON FARINA DI MANDORLE

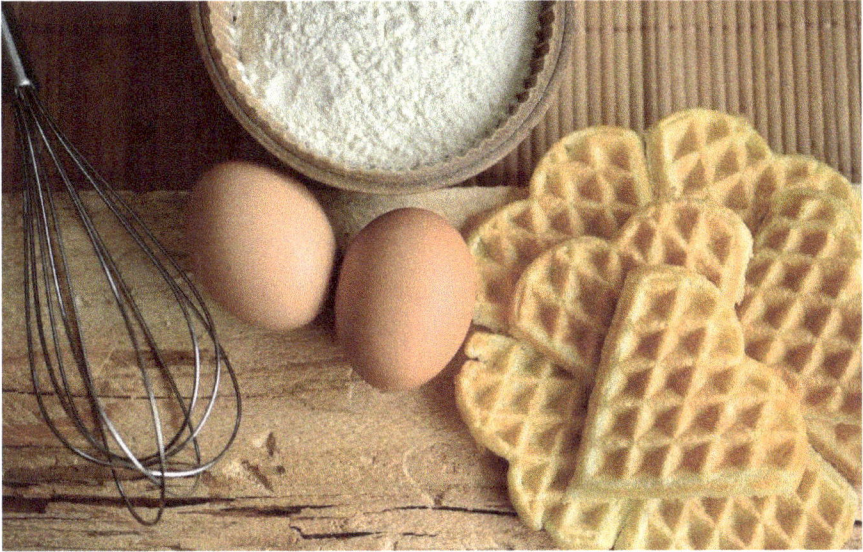

Questa è una ricetta in versione keto e low-carb dei waffle, che ovviamente non hanno bisogni di essere presentati, perché sono dolci molto conosciuti ed apprezzati sia dolci che salati, abbinati ad ogni tipo di alimento. La ricetta originale è una specialità belga che oggi è famosa in tutto il mondo. Questa ricetta è la versione chetogenica dei waffle dolci, che sono buonissimi ugualmente pur essendo una versione adattata della ricetta originale e che piacciono molto anche a chi non ha restrizioni nel consumo di carboidrati.

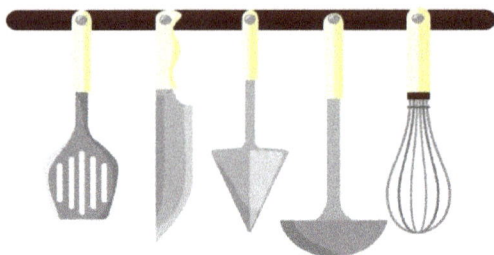

Tempi:

Preparazione 10 min

Cottura 50 min

Totale 60 min

Per 6 persone

Per 1 persona:

	VALORI NUTRIZIONALI	
Energia		299 kcal
Carboidrati		1.31 gr
Zuccheri		1.4 gr
Proteine		6.8 gr
Grassi		17.4 gr
Ratio		2.13

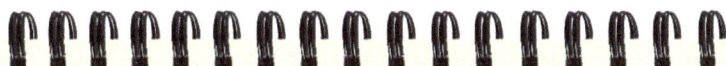

Ingredienti

- 115 gr di farina di mandorle
- 10 gr di fibra di avena
- 40 gr di Eritritolo
- 10 gr di fecola
- 3 uova medie
- 150 gr di panna fresca
- 15 gr di burro fuso ma non caldo
- vaniglia o vanillina

Materiali:

- Fruste elettriche

- 1 Terrina da forno 24/26 cm

- 1 Pentolino
- 1 Contenitore cilindrico o bicchiere grande
- Tostiera per waffle

PROCEDIMENTO

Questa ricetta per waffle è senza lievito, le uova danno comunque ai waffle una consistenza lievitata e croccante. Preriscaldate la tostiera, mettete tutti gli ingredienti in un grande bicchiere cilindrico e mescolate con una frusta elettrica a media velocità o a mano, per formare un composto fluido, versate il composto negli stampi della tostiera fino a che non saranno quasi pieni e chiudete il coperchio. Normalmente facendo una media con diverse macchine, i waffle cuociono in circa 5-7 minuti dalla chiusura del coperchio. Fate molta attenzione a non passare il giusto punto di cottura e non cuoceteli troppo per evitare che l'eritritolo si faccia scuro, questo non fa bene alla salute. Ricordate che i waffle si cuociono più sotto che sopra, prendete i primi waffle dagli stampi quando avranno il giusto grado di cottura, proseguite seguendo a versare il composto negli stampi, mescolando sempre la pastella prima di versarla.

Serviteli caldi o tiepidi accompagnati da gelato, da frutta o da ciò che preferite,

risultano abbastanza soffici per questo sono buoni anche da soli, oppure con un poco di marmellata low-carb ed un cucchiaio di panna montata.

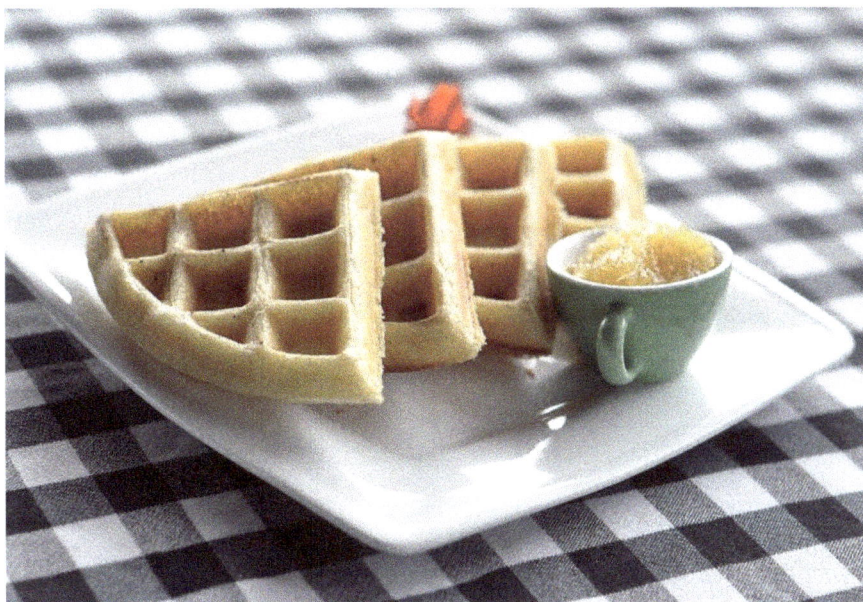

FRITTELLE CON FARINA DI MANDORLE

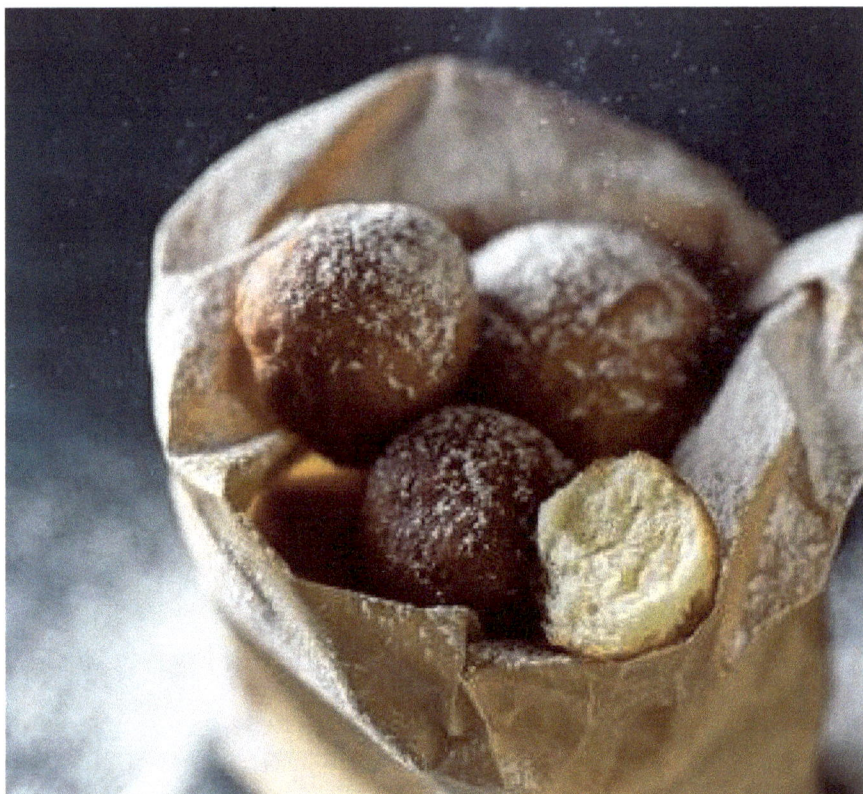

Questa è una ricetta per avere una buona alternativa alle frittelle classiche, sono molto semplici da fare e ideali per la colazione, ovviamente cheto-friendly.

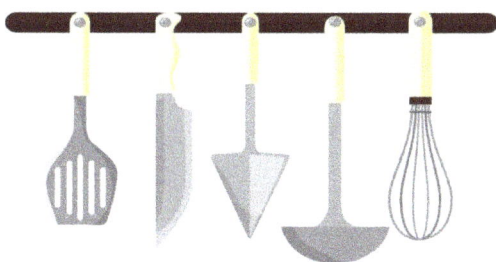

Tempi:

Preparazione 15 min

Cottura 15 min

Totale 30 min

Per 6 persone

Per 1 persona (2 frittelle):

	VALORI NUTRIZIONALI	
Energia		219 kcal
Carboidrati		11 gr
Proteine		14 gr
Grassi		29 gr

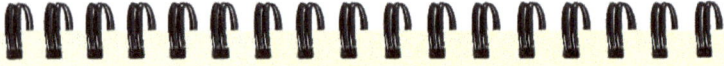

Ingredienti

- 115 gr di farina di mandorle
- 10 gr di fibra di avena
- 5 gr di lievito per dolci
- 40 gr di Eritritolo
- 10 gr di fecola
- 3 uova medie
- 150 gr di panna fresca
- 15 gr di burro fuso ma non caldo
- vaniglia o vanillina

Materiali:

- Fruste elettriche

- 1 Padella antiaderente o specifica per frittelle con 4 stampi interni

- 1 Ciotola

- 1 Contenitore cilindrico o bicchiere grande

PROCEDIMENTO

Questa ricetta è particolarmente veloce e semplice, le frittelle si possono conservare in frigorifero fino a un massimo 5 giorni, sono perfette come colazione o come snack. La preparazione è uguale ai waffle della ricetta che trovate sopra, solo basta aggiungere 5 gr di lievito per dolci al composto per rendere le frittelle più gonfie e soffici.

Per avere frittelle di uguali dimensioni sarebbe perfetto utilizzare una padella antiaderente apposita che ha quattro parti rotonde, dove verserete la pastella che non andrà da tutte le parti e le frittelle risultano tutte uguali.

Servitele calde o tiepide con sciroppo zero o una spruzzata di panna montata non zuccherata.

PLUMCAKE CON PESCHE E GOCCE DI CIOCCOLATO

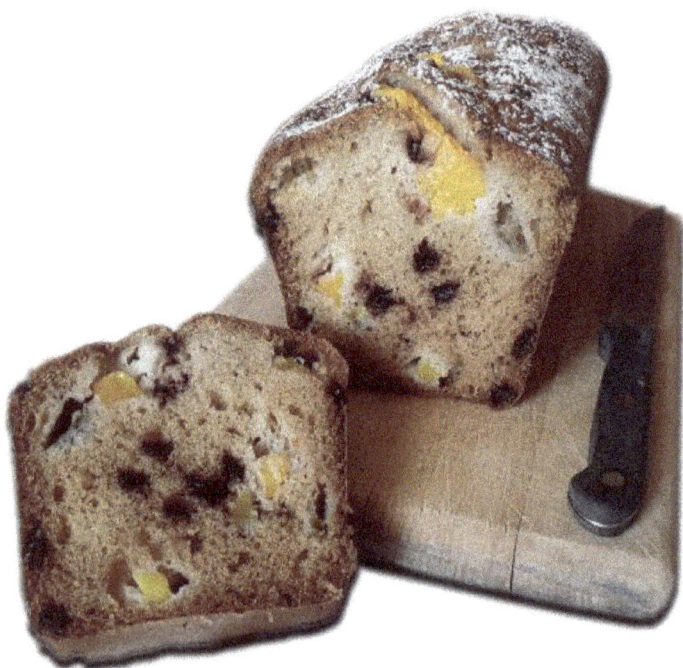

Questa è la ricetta per realizzare un morbido plumcake con pesche e gocce di cioccolato, goloso e ideale per merenda o a colazione, accompagnato da una tazza di caffè.

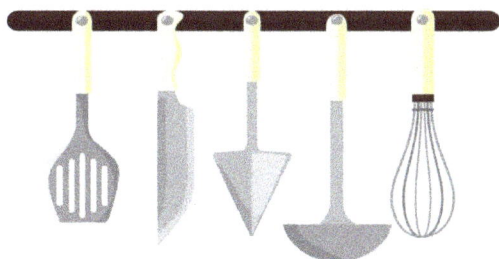

Tempi:

Preparazione 10 min

Cottura 45 min

Totale 55 min

Per 10 porzioni

Per 1 persona:

	VALORI NUTRIZIONALI	
Energia		132 kcal
Carboidrati		1.27 gr
Proteine		6.49 gr
Grassi		19.09 gr
Ratio		2.46

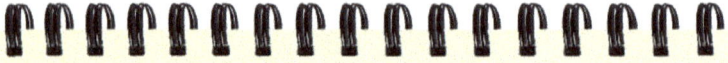

Ingredienti

- 200 gr di farina di tipo 0 oppure 1 o 00
- 35 gr di farina di cocco
- 2 uova
- 60 gr di purea di frutta oppure 1 altro uovo
- 100 ml di latte vegetale o di riso
- 15 gr di olio di semi oppure olio di cocco o olio EVO
- 1 pizzico di bicarbonato
- 1 bustina lievito per dolci
- 2 pesche piccole oppure 1 grande
- 30 gr di gocce di cioccolato senza zucchero
- 200 gr di Eritritolo oppure 70g di Stevia o altro sostituto granulare dello zucchero

Materiali:

- 1 Stampo per plumcake da 25 cm

- Fruste elettriche o a mano

- 2 Ciotole

PROCEDIMENTO

Preriscaldate il forno a 180° gradi per circa 10 minuti, sbucciate le pesche e tagliatele a pezzetti non troppo piccoli, montate le uova insieme al dolcificante fino ad ottenere un composto chiaro e spumoso.

In un'altra ciotola unite le farine al lievito e al bicarbonato, mescolando bene affinché si amalgamino bene tutti gli ingredienti.

Aggiungete le farine al composto di uova in due volte ed incorporate accuratamente, sempre mescolando facendo attenzione che il composto sia spumoso e fluido, aggiungete il latte delicatamente a filo continuando a mescolare.

Poi aggiungete anche l'olio e continuando a mescolare con attenzione otterrete un composto liscio, non troppo liquido e senza grumi.

Adesso unite le gocce di cioccolato all'impasto e continuate a mescolare questa volta con un cucchiaio o con una frusta in modo che si distribuiscano equamente.

Versate l'impasto nello stampo per plumcake rivestito di carta forno, oppure oleato o imburrato, aggiungete le pesche a pezzetti in superficie poi premete un poco e leggermente in modo che entrino dentro il composto.

Infornate e cuocete per 45 min circa, sempre controllando fino a fare la prova dello stecchino.

Attenzione a mettere i pezzetti di pesca per ultimi, in modo che rimangano anche in superficie.

Servite caldo o tiepido.

Per colazione sarà perfetto accompagnato da uno yogurt o un buon cappuccino.

DOLCE AL LIMONE

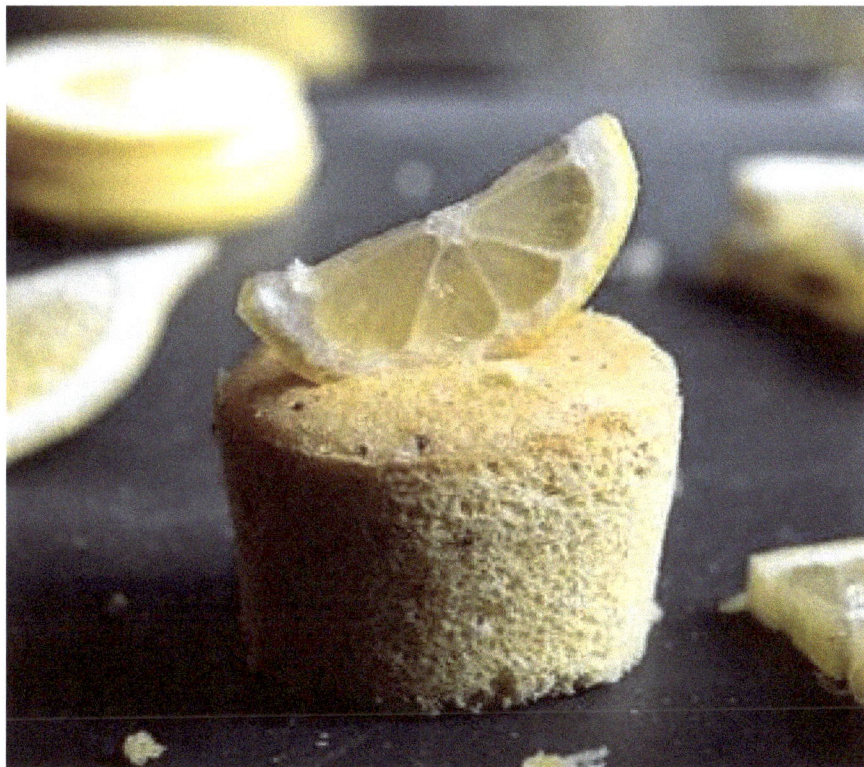

Questo velocissimo dolce al limone è un dolce monodose che cuoce nel microonde in meno di due minuti, per un totale di 5 minuti con la preparazione.

Questo dolcetto monodose prende il suo sapore di limone sia dal succo che dalla scorza, il succo rende l'impasto molto umido da potere essere mangiato con un cucchiaio, la scorza di limone, invece, ne esalta il sapore.

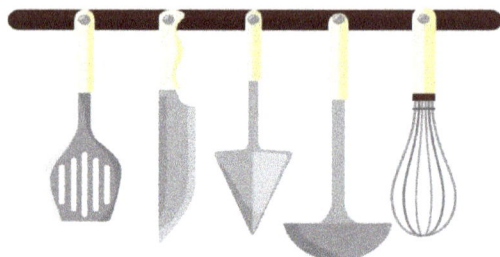

Tempi:

Preparazione 3 min

Cottura 2 min

Totale 5 min

Per 4 pirottini

Per 1 persona/pirottino:

	VALORI NUTRIZIONALI	
Energia		128 kcal
Carboidrati		7.8 gr
Proteine		3.4 gr
Grassi		3 gr
Ratio		2.46

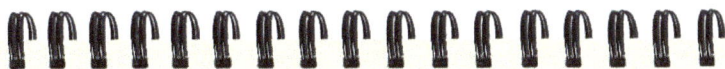

Ingredienti

- 180 gr di farina di mandorle
- 20 gr di Eritritolo in polvere
- 1 cucchiaino di lievito in polvere
- 1/3 cucchiaino di sale
- 3 cucchiai di succo di limone fresco
- 20 gr di burro fuso
- 3 uova medie
- 1 cucchiaio di scorza di limone fresco

Materiali:

•   4 Pirottini per microonde diametro 8/9 cm, preferibilmente in vetro o ceramica da forno.

•   Microonde

PROCEDIMENTO

Mescolate prima gli ingredienti secchi e poi aggiungete quelli umidi, come dolcificante abbiamo scelto l'eritritolo, ma potete usare un qualsiasi altro dolcificante con zero calorie, l'importante è che dolcifichi nello stesso modo, in questa ricetta il dolcificante in polvere funziona meglio di quello granulare.

Mettete il composto nei vari pirottini, se ne trovano in tutti i modi, vetro e ceramica sono preferibili, viste le alte temperature e cuocete nel microonde per 2 minuti cada uno.

Questo dolcetto può essere servito caldo o freddo, decorato con una fetta di limone o con un poco di panna montata senza zucchero, ottimo come snack.

Ogni dolce richiede circa un 1 1/2 minuti di cottura, ma più dolci cuoceranno insieme nel microonde più dovrete aumentare il tempo di cottura.

TORTA GELATO ALLA PANNA

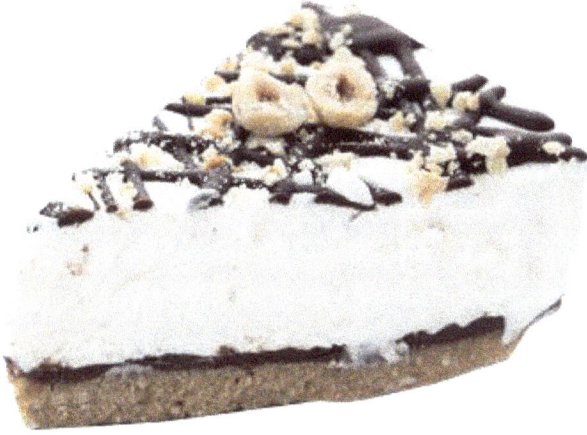

La torta gelato alla panna è una deliziosa torta keto e senza glutine, da servire fredda, la torta ricorda nel sapore il cornetto gelato cuore di panna, tanto famoso.

Un dolce estivo molto semplice da preparare, a basso contenuto di carboidrati da tenere in congelatore, per mangiarlo basterà solo tenerlo a temperatura ambiente per circa 10/12 di minuti, dopodiché potremo facilmente tagliarla e servirla.

La torta ha come base un pancake al cocco e nocciole, dal sapore molto goloso.

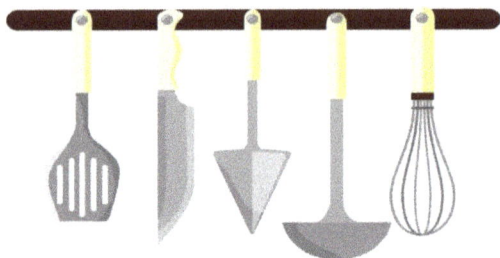

Tempi:

Preparazione 40 min

Congelamento 120/180 minuti

Totale 160/220 min

Per 6/8 persone

Per 1 persona:

	VALORI NUTRIZIONALI	
Energia		210 kcal
Carboidrati		1.27 gr
Proteine		6.49 gr
Grassi		18.7 gr
Ratio		2.46

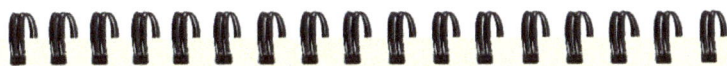

Ingredienti

- 500 ml di panna fresca liquida da montare non zuccherata
- 250 gr di mascarpone
- 3 cucchiai e mezzo di fruttosio o Stevia o Eritritolo da valutare le quantità
- 1 bustina di vanillina o semi di mezza bacca di vaniglia
- 80 gr di cioccolato fondente dal 72% in su
- 25 gr di burro chiarificato
- 100 gr di nocciole intere tostate

Per il pancake:
- 3 uova medie
- 2 cucchiai rasi di fruttosio o 2 cucchiai e mezzo di zucchero di cocco (preferibile)
- 1 cucchiaino di farina di cocco fina
- 2 cucchiai di farina di nocciole
- 1 cucchiaio di cocco grattugiato essiccato o rapè
- 2 cucchiaini di cacao amaro
- 2 cucchiai di olio di cocco
- un pizzico di bicarbonato per alimenti oppure la punta di un cucchiaino di lievito per dolci
- una noce di burro per la padella

Materiali:

- 1 Padella da 20 cm

- 1 Stampo a cerniera da 20 cm

- Pellicola
- Carta forno
- Planetaria o fruste elettriche
- 2 Ciotole

PROCEDIMENTO

Preparate la base con il composto per il pancake, in una piccola ciotola mettete tutti gli ingredienti insieme, mescolando a mano o con fruste elettriche a bassa velocità e amalgamate bene, dopodiché versate il tutto in padella dove precedentemente avrete sciolto una piccola noce di burro o un filo d'olio.

Quando la base sarà cotta giratela, controllatela regolandovi con il colore che deve essere dorato, e completate la cottura, dopodiché la metterete da una parte a raffreddare.

Rivestite la teglia a cerniera con carta forno sulla base e pellicola sui bordi.

In una planetaria o con ciotola con uno sbattitore elettrico montate la panna con la vaniglia, il mascarpone e il dolcificante scelto, quando avrete terminato di montare il composto, potrete iniziare ad assemblare la torta, mettendo il grande pancake sulla base della tortiera e versandovi sopra la crema di mascarpone e panna, lisciate e livellate la crema, poi coprite con la pellicola e mettetela in freezer, per qualche ora, minimo 6 ore.

Dopo un giorno, tempo perfetto, se avrete fretta basteranno 6 ore, potrete toglierla dal freezer e dallo stampo, mettetela in un piatto da portata e completatela mettendo il cioccolato fondente fuso e le nocciole.

Per la copertura di cioccolato e nocciole:

tritate leggermente alcune nocciole in modo da averne sia intere che tritate.

Sciogliete il cioccolato fondente con il burro e versatelo sulla torta iniziando dal centro per poi raggiungere i bordi cercando di ricoprire il tutto, aiutatevi con un cucchiaio o una spatola piccola.

Aggiungete infine le nocciole sul cioccolato e mettete la torta di nuovo in freezer.

Prima di servirla va tenuta a temperatura ambiente per una decina di minuti così poi potrete facilmente tagliarla e sarà pronta per essere mangiata.

La torta gelato di panna si può preparare anche senza la base, quindi senza il grande pancake, più semplice, oppure si può sostituire con una base più golosa fatta con nocciole tritate.

Note:

Per terminare mettete la torta nel congelatore per un minimo sei ore prima di aggiungere il cioccolato e le nocciole, ancora meglio congelarla per un giorno intero.

PANCAKES COCCO, CILIEGIE E CIOCCOLATO

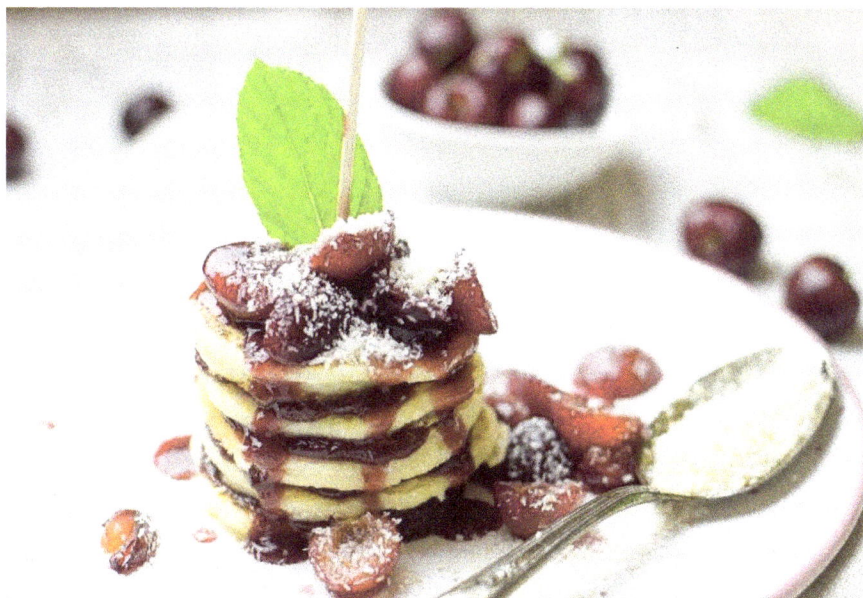

I pancakes di questa ricetta sono low carb, senza glutine, senza lattosio e senza zuccheri.

Gustosi e adatti a tutti coloro che seguono un'alimentazione a basso contenuto di carboidrati, coma la Paleo dieta o la Chetogenica.

Perfetti anche per chi ha problemi di glicemia, per i celiaci e gli intolleranti al lattosio.

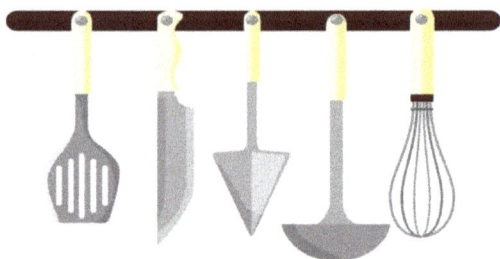

Tempi:

Preparazione 20 min

Cottura 15 min

Totale 35/40 min

Per 10 pancake

Per 1 pancake:

	VALORI NUTRIZIONALI	
Energia		242 kcal
Carboidrati		5.8 gr
Proteine		4.1 gr
Grassi		1.8 gr

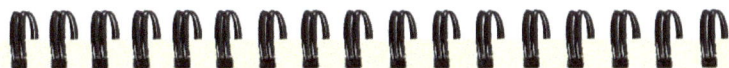

Ingredienti

- 2 uova bio grandi
- 4 cucchiai di cocco grattugiato essiccato o rapè
- cannella q.b.
- 1 cucchiaio e mezzo di olio di cocco
- 250 gr di ciliegie
- 2/3 quadratini di cioccolato fondente dal 75% in su
- 1 cucchiaino di miele o dolcificante a vostra scelta
(opzionale)

Materiali:

- Fruste elettriche

- 1 Ciotola

- 1 Padella piccola

PROCEDIMENTO

Iniziate lavando e asciugando accuratamente le ciliegie, mettete da una parte alcune ciliegie intere per guarnire il piatto e le altre tagliatele a metà avendo cura di togliere il nocciolo.

Mettete le ciliegie tagliate in una piccola padella con un po' di burro ghee e un cucchiaino di miele, 3 cucchiai di acqua e un pizzico di cannella.

Mettete la padella sul fuoco e lasciatele cuocere con coperchio per 4 minuti circa, a fuoco medio, mescolando spesso, facendo caso che non si asciughi troppo, una volta pronte toglietele dal fuoco e tenetele da una parte.

Ora passiamo alla preparazione dei pancake, separate i tuorli dagli albumi e montate a neve ferma quest'ultimi, aggiungete ai tuorli il cocco rapè, 1/3 di cucchiaino di cannella, l'olio di cocco e amalgamate il tutto,

ora incorporate delicatamente gli albumi al composto di tuorli e cocco,

cuociamoli in una padella con pochissimo olio di cocco o burro ghee, ne prepareremo 4, per ogni pancake la quantità di impasto sarà di circa 1 cucchiaio e mezzo.

Una volta pronti li mettiamo in un bel piatto e li alterniamo alle ciliegie spadellate, infine aggiungeremo ciliegie fresche e cioccolato fondente a scaglie o tritato.

È possibile usare altri tipi di frutta come le fragole e i lamponi.

Se volete velocizzare la preparazione vi consiglio di servire i Pancake con marmellata di ciliegie senza zuccheri e usare le ciliegie fresche come guarnizione da mangiare al naturale.

Se siete super golosi potete sciogliere il cioccolato fondente e versarlo sopra ai pancake.

CROSTATA MORBIDA DI ALBICOCCHE

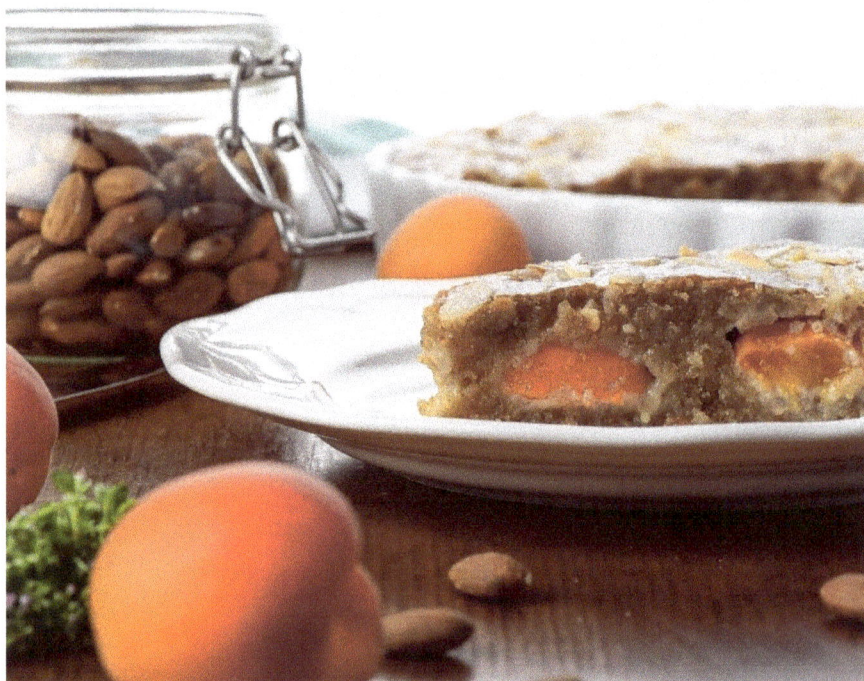

La crostata morbida alle albicocche, low-carb, cioè a basso contenuto di carboidrati, senza glutine, senza lattosio e paleo è una torta leggera e digeribile.

I dolci low-carb sono sempre più apprezzati e conosciuti, è perfetta inoltre per chi segue un'alimentazione Keto.

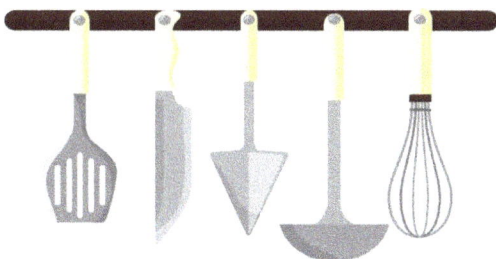

Tempi:

Preparazione 20 min

Raffreddamento 2 ore

Totale 2 ore e 20 min

Per 6/8 persone

Per 1 fetta:

	VALORI NUTRIZIONALI	
Energia		242 kcal
Carboidrati		24 gr
Proteine		7 gr
Grassi		16 gr

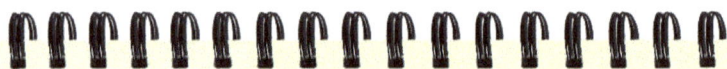

Ingredienti

- 4 uova grandi
- 40 gr di mandorle intere non pelate
- 75 gr di cocco grattugiato essiccato o rapè
- 25 gr di farina di cocco fina
- 4 cucchiai di olio di cocco
- 5 albicocche
- 35 gr di zucchero di cocco
- mezza bustina di cremor tartaro o lievito per dolci
- 1 cucchiaino scarso di cannella oppure 1 bustina di vanillina
- burro e farina di cocco per lo stampo

Per la gelatina di albicocche:
- 12 albicocche
- mezza mela
- (opzionale) 2 cucchiai di zucchero di cocco oppure 1 cucchiaio abbondante di miele
- 5 gr di colla di pesce o gelatina
- il succo di mezzo limone
- 6 albicocche come decorazione per la torta

Materiali:

- 1 Stampo per ripieno da 26/28cm con bordo basso

- Mixer o robot da cucina

- 1 Pentolino

PROCEDIMENTO

Per questa ricetta imburrate lo stampo per ripieno e infarinatelo con farina di cocco fina, accendete il forno ventilato a 170° gradi e preriscaldatelo per 5 minuti.

Mettete nel mixer o robot da cucina le mandorle, tritatele bene fino a ridurle in farina insieme al cocco rapè e la farina di cocco, dopodiché aggiungete tutti gli altri ingredienti tranne il lievito e amalgamate bene e accuratamente.

Adesso potete aggiungere anche il lievito, incorporatelo bene e versate il tutto nello stampo per ripieno da 26/28 cm, mettetelo a cuocere in forno ventilato a 170° gradi per 20 minuti circa.

Mentre la crostata morbida è in forno potete iniziare a preparare la gelatina di albicocche, mettete subito in ammollo la colla di pesce e versate in un altro pentolino le albicocche, la mezza mela precedentemente pulite e tagliate a pezzetti, il succo di limone, il dolcificante scelto e riducete in purea,

a questo punto cuocete a fuoco alto finché non inizia a bollire, dopodiché aggiungete la colla di pesce ben strizzata, amalgamate bene il tutto e mettetelo da parte a raffreddare, e non utilizzatelo finché non sarà tiepido.

Adesso potrete sfornare la torta, lasciatela raffreddare prima di toglierla dallo stampo, quando la torta sarà fredda potremo versare al centro dell'incavo la gelatina di frutta ancora tiepida e metterla prontamente in frigo.

Dopo 2 ore circa passate alla decorazione con le albicocche tagliate a mettetele a ventaglio o come preferite con la vostra fantasia.

Così sarà perfetta per essere servita.

Note

Possiamo preparare questa torta anche con molti altri tipi di frutta di stagione, potremmo utilizzare fragole, pesche, fichi ma in questo caso non aggiungeremo zuccheri.

Si conserva in frigorifero, tiratela fuori 5/10 minuti prima di mangiarla.

PANCAKE COCCO E NOCCIOLE

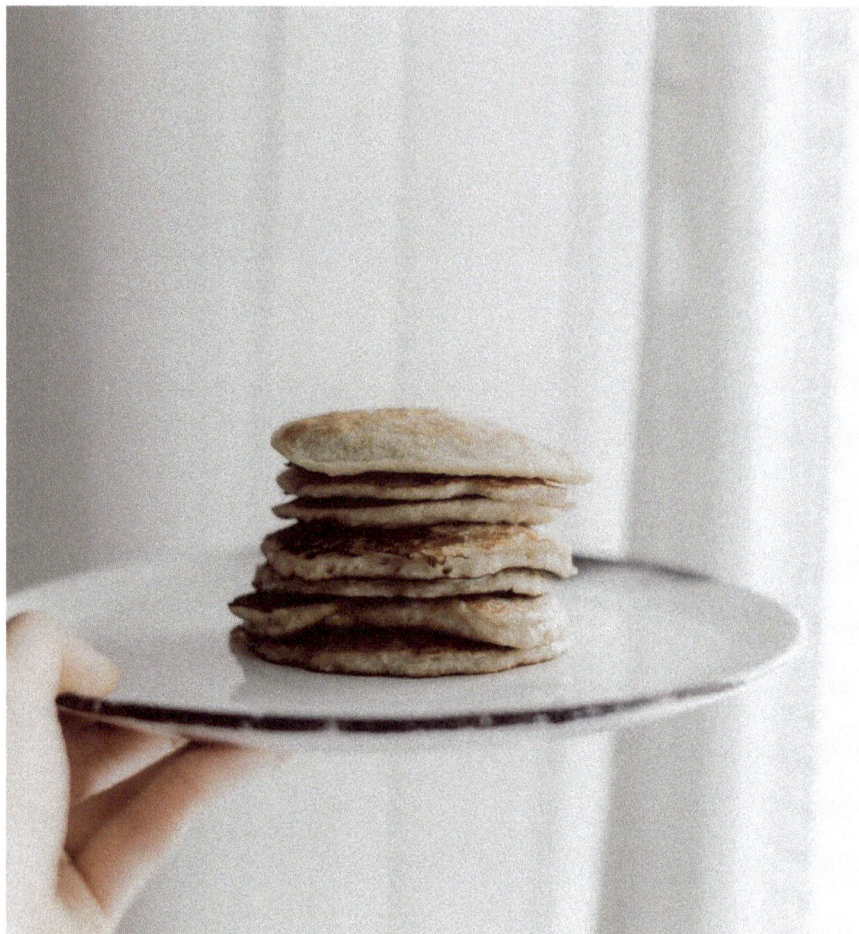

Questa ricetta è super semplice, super rapida, super Keto, super low-carb e immancabilmente super golosa.

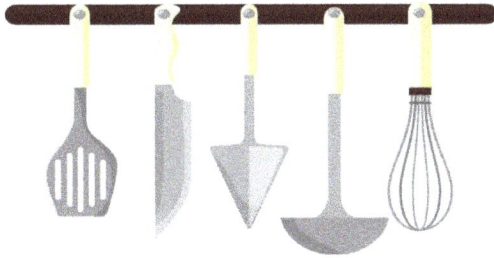

Tempi:

Preparazione 10 min

Cottura 15 min

Totale 25 min

Per 10 pancake

Per 1 pancake:

	VALORI NUTRIZIONALI	
Energia		90 kcal
Carboidrati		7.5 gr
Proteine		12 gr
Grassi		1.5 gr

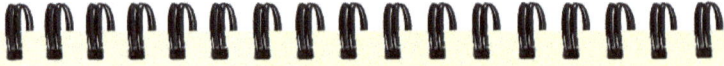

Ingredienti

- 3 uova medie
- 2 cucchiai rasi di fruttosio o 2 cucchiai e mezzo di zucchero di cocco (preferibile)
- 1 cucchiaino di farina di cocco fina
- 2 cucchiai di farina di nocciole
- 1 bustina di lievito
- 1 bicchiere di latte
- 1 cucchiaio di cocco grattugiato essiccato o rapè
- 2 cucchiaini di cacao amaro
- 2 cucchiai di olio di cocco
- 1 pizzico di bicarbonato per alimenti oppure la punta di un cucchiaino di lievito per dolci
- 1 pizzico di sale
- 1 goccia di olio o 1 noce di burro per la padella

Materiali:

- 1 Ciotola

- 1 padella antiaderente piccola diametro 12 cm circa

PROCEDIMENTO

Per realizzare i pancake mettete tutti gli ingredienti secchi, cioè i tre tipi di farina, il fruttosio, un pizzico di lievito ed il pizzico di sale in una ciotola capiente e mescolate bene, a mano o con fruste elettriche.

Aggiungete le uova e poco alla volta il latte, e il resto degli ingredienti lavorando il tutto fino ad ottenere un composto cremoso ed abbastanza omogeneo.

Prendete una padella antiaderente piccola, di circa 12 cm di diametro, ed ungete il fondo appena appena con un goccio d'olio o di burro.

Farla scaldare, poi prendere 2 cucchiai abbondanti d'impasto e versarli al centro della padellina, l'impasto dovrà coprire tutto il fondo.

Appena il pancake prenderà colore, girarlo e farlo cuocere dall'altro lato.

Continuare così fino ad esaurimento dell'impasto.

Farcite a vostro, gusto panna senza zucchero e frutta o marmellata.

CIAMBELLE

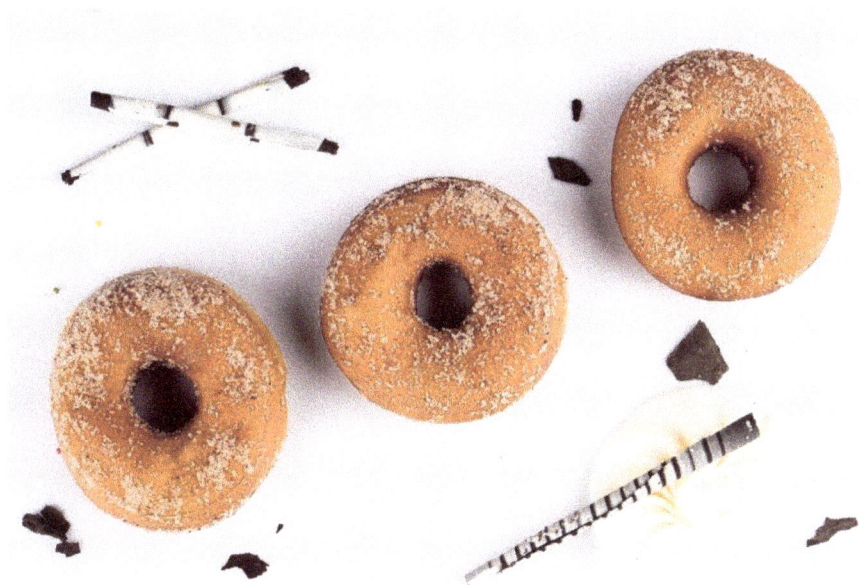

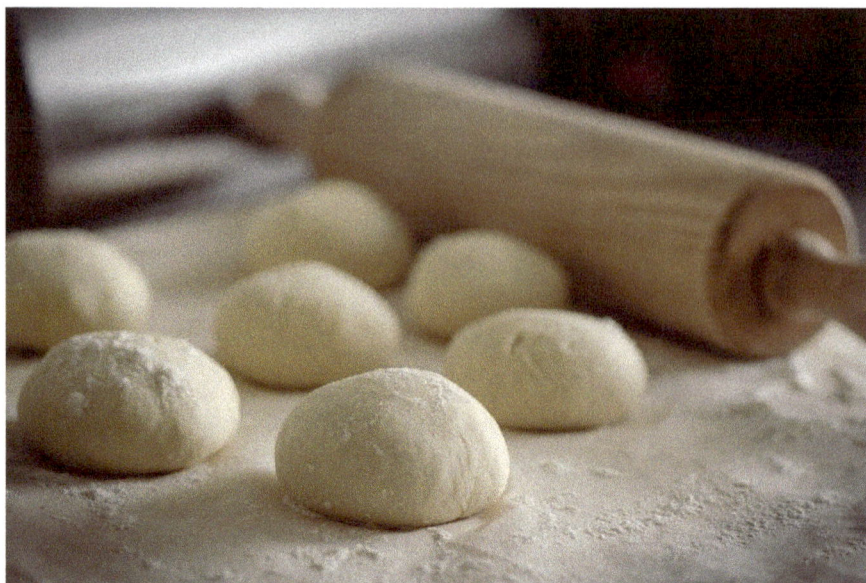

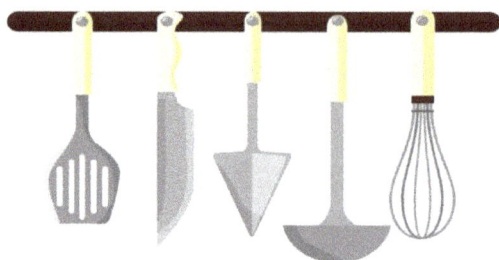

Tempi:

Preparazione 40 min

Congelamento 120/180 minuti

Totale 160/220 min

Per 6/8 persone

Per 1 persona:

	VALORI NUTRIZIONALI	
Energia		70 kcal
Carboidrati		4.5 gr
Proteine		5 gr
Grassi		2 gr

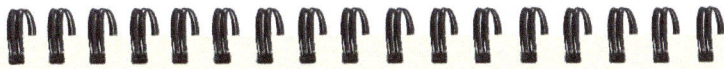

Ingredienti

- 3 tazze di crema mascarpone
- 4 cucchiai di crema di formaggio
- 1 ½ tazza di farina di mandorle
- 2 cucchiai di gomma di xantana
- 2 uova
- 1 bustina di lievito istantaneo per salati
- 2 cucchiai di burro
- 2 cucchiai di dolcificante

Materiali:

- Fruste elettriche
- 1 Teglia da forno
- Pentolino

PROCEDIMENTO

Preriscaldate il forno, preferibilmente ventilato, a 180 ° gradi per 10 minuti circa, contemporaneamente fate sciogliere il lievito in un bicchiere con una tazzina di acqua tiepida.

In una ciotola mettete la farina di mandorle, la gomma di xantana e mescolate con cura, aggiungete le uova, il burro fuso, il lievito precedentemente diluito e mescolate e amalgamate il tutto, infine aggiungete il mascarpone e la crema di formaggio e impastate bene finche' non otterrete un impasto morbido al tatto, liscio e omogeneo.

Adesso formate delle palline regolari e realizzate con delicatezza un foro centrale per ogni pallina, in modo da fare delle ciambelle, mettete le ciambelle su una teglia con un foglio di carta forno e infornate per circa 10/12 minuti.

Togliete le ciambelle dal forno solo quando si saranno dorate.

Servitele calde/tiepide a colazione o come merenda, accompagnate da un profumato caffè o da una fresca spremuta d'arancia.

TORTA AL CIOCCOLATO

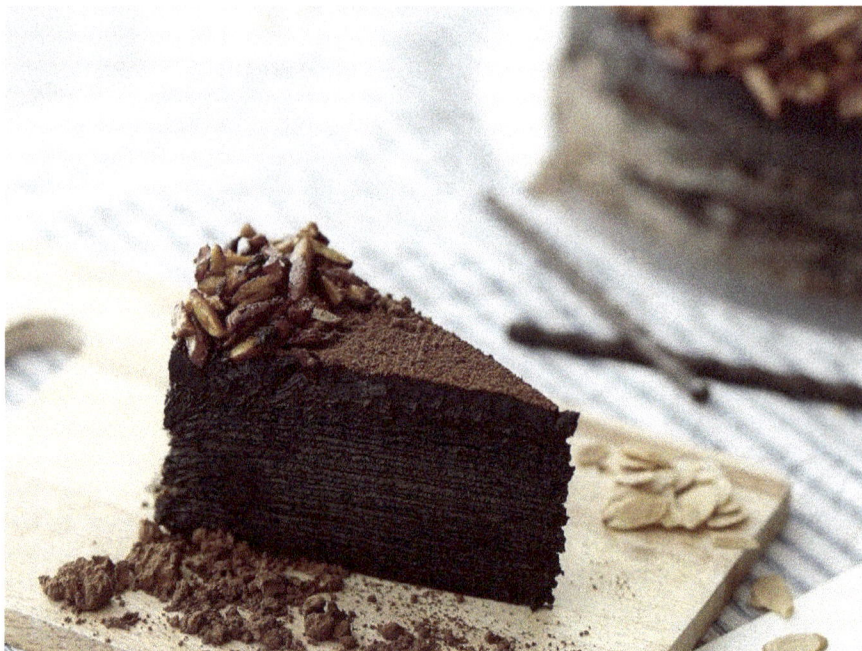

Questa ricetta per una Torta al cioccolato chetogenica è una ricetta facile da fare, seppur non particolarmente golosa, però senza zuccheri, senza farina e senza lievito, quindi perfetta per placare la voglia di dolce che all'interno di un regime alimentare chetogenico spesso si presenta.

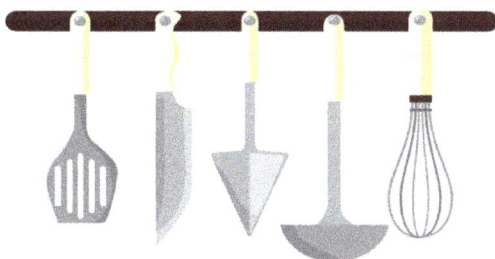

Tempi:

Preparazione 20 min

Cottura 40 min

Totale 60 min

Per 6/8 persone

Per 1 fetta:

	VALORI NUTRIZIONALI	
Energia		250 kcal
Carboidrati		3 gr
Proteine		13.5 gr
Grassi		18.5 gr
Zuccheri		4 gr

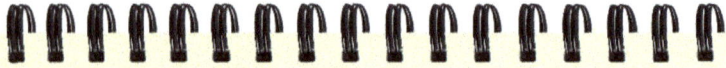

Ingredienti

- 200 g di cioccolato fondente da 85% in su
- 100 ml di olio EVO
- 3 uova
- 200 gr di farina di mandorle
- 2 cucchiai di cacao amaro
- sale q.b.
- yogurt bianco magro e frutta fresca per decorare

Materiali:

- Fruste elettriche

- 1 Tortiera a cerniera 25/25 cm

- 1 Pentolino

- 2 Ciotole

PROCEDIMENTO

Iniziate questa ricetta prendendo 2 ciotole e separate i tuorli dagli albumi, in una ciotola mettete gli albumi e montateli a neve ferma aggiungendo un pizzico di sale e nell'altra ciotola i tuorli, mettete le tavolette di cioccolato fondente in un pentolino, iniziate a spezzettarle e fatele sciogliere a bagnomaria. Sbattete i tuorli con l'olio di oliva e aggiungete il cioccolato fuso, la farina di mandorle e il cacao amaro. Mischiate e amalgamate il tutto accuratamente, con un cucchiaio di legno, adesso aggiungete gli albumi montati mescolando dall'alto verso il basso per incorporarli adeguatamente, quando avrete terminato il composto dovrà risultare umido, ma compatto.

Imburrate il fondo di una tortiera a cerniera e versatevi tutto il composto, cuocete in forno preferibilmente ventilato per 30/40 minuti a 170° gradi, quando la torta sarà cotta, nel dubbio è sempre valida la prova dello stecchino, toglietela dal forno e fatela raffreddare.

Quando la torta sarà fredda potrete aprire delicatamente la tortiera a cerniera e mettere la torta al cioccolato su un piatto da portata o su un'alzata per dolci e decorare con uno strato di yogurt e frutta fresca, ad esempio fragole, lamponi o mirtilli.

Pronta da mangiare.

Si conserva in frigo per 4 giorni circa.

PASTA FROLLA AL MIELE

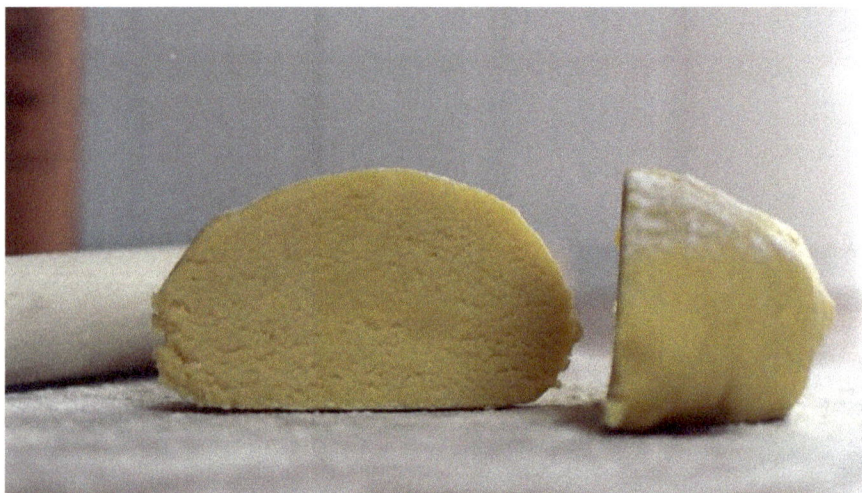

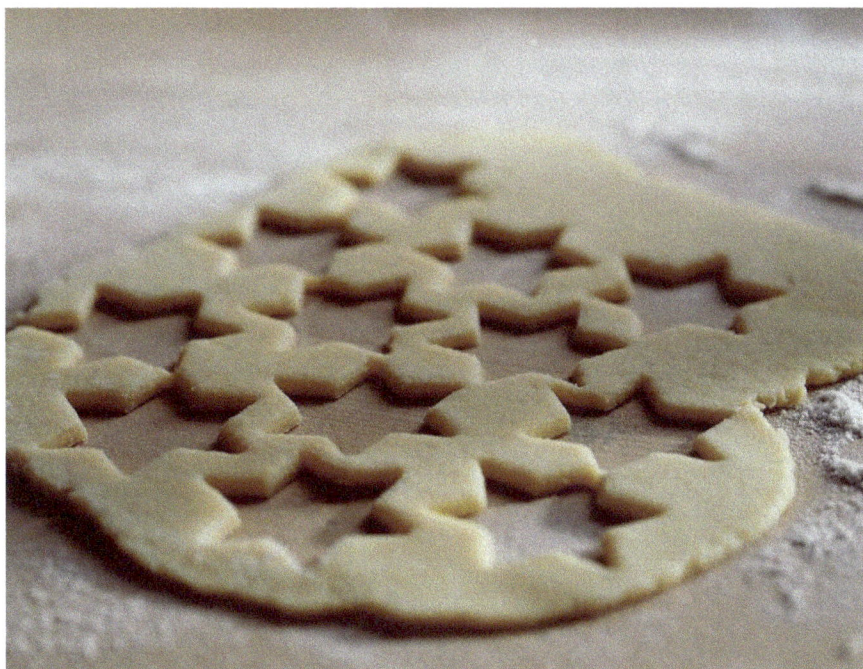

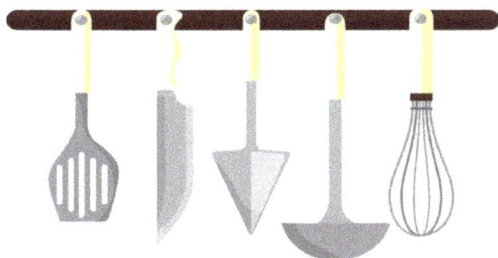

Tempi:

Preparazione 30 min

Raffreddamento in frigo 30 min

Cottura 10 min

Totale 70 min

Per 40 biscotti oppure per 2 crostate

Per 1 persona:

	VALORI NUTRIZIONALI	
Energia		174 kcal
Carboidrati		12.7 gr
Proteine		16 gr
Grassi		12 gr

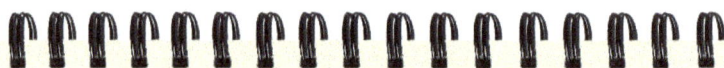

Ingredienti

- 340 gr di mix di farine senza glutine per crostate e biscotti oppure 200 gr farina di riso e 140g farina di mais
- 100 gr di olio di cocco
- 120 gr di miele
- 3 uova
- q.b. aroma di vaniglia oppure aroma preferito, potete anche usare della cannella
- 1/2 bustina di lievito per dolci

Materiali:

- 1 Ciotola
- Pellicola
- Teglia forno
- Carta forno
- Coppapasta o formine per biscotti

PROCEDIMENTO

Preriscaldate il forno a 180° gradi per 15 minuti, nel frattempo all'interno di una ciotola create una fontana con la farina e il lievito e aggiungete a poco, a poco al centro della fontana le uova, l'olio di cocco, il miele e l'aroma alla vaniglia.

Impastate a mano energicamente fino ad ottenere un panetto solido e nello stesso tempo facilmente lavorabile.

Avvolgete il composto nella pellicola e mettetelo a riposare 30 minuti in frigo.

Passati i 30 minuti prendete il composto dal frigo e stendetelo con un mattarello, dopodiché potete divertirvi a dare le forme più svariate con un coppapasta o con le formine per biscotti.

Quando avrete terminato infornate su una teglia con carta forno a 180° gradi per 10 minuti circa o toglieteli dal forno quando saranno ben dorati.

Serviteli tiepidi.

Note

Per la ricetta di pasta frolla bicolore al cacao basta aggiungere 1 cucchiaio di cacao amaro al panetto di pasta frolla, impastando accuratamente fino ad incorporare bene detto il cacao, prima di metterlo in frigo a riposare.

TOZZETTI INTEGRALI CON SEMI DI NOCCIOLE E CEREALI

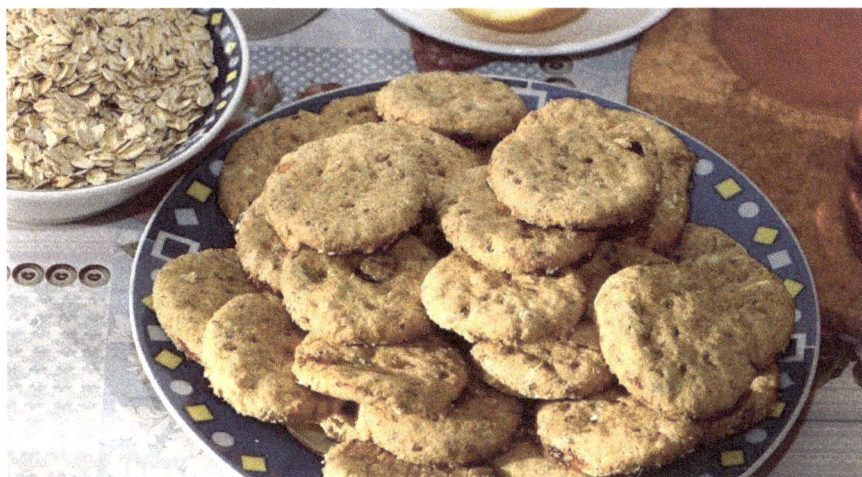
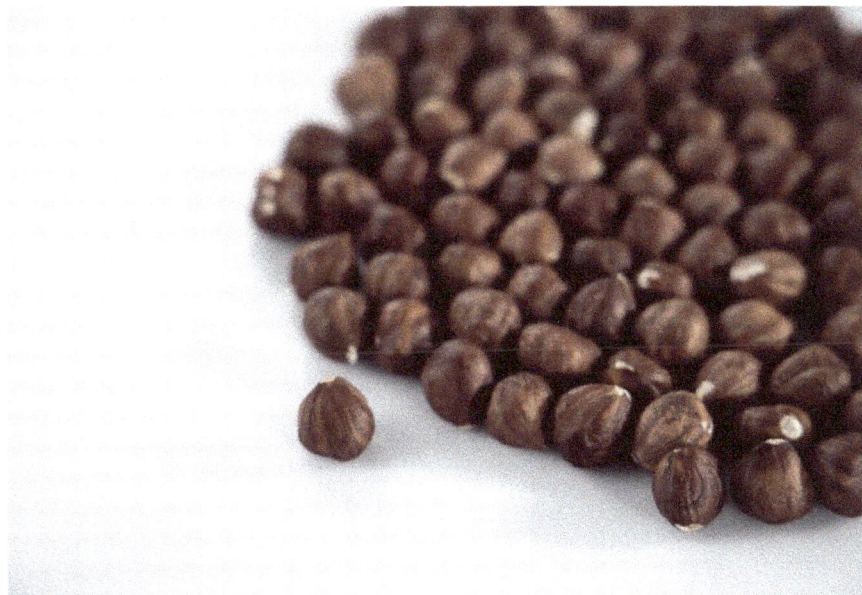

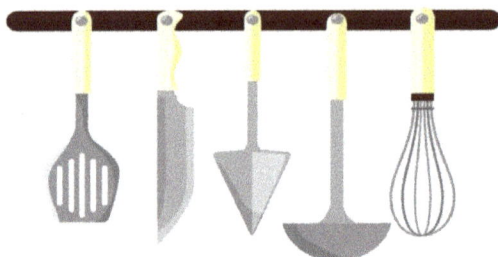

Tempi:

Preparazione 10 min

Cottura 20 min

Tostatura 4/5 min

Totale 34/35 min

Per 15 biscotti

Per 1 biscotto/tozzetto:

	VALORI NUTRIZIONALI	
Energia		84 kcal
Carboidrati		7 gr
Proteine		3 gr
Grassi		5 gr

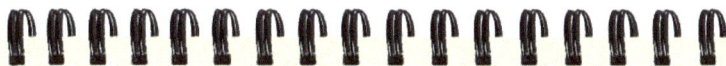

Ingredienti

- 140 gr di farina ai cereali e semi o integrale
- 100 gr di Eritritolo o 80 gr di Stevia
- 1 uovo
- 1 albume
- ½ cucchiaino di lievito per dolci o bicarbonato
- scorza di ½ Limone
- scorza di ½ Arancia
- 1 pizzico di sale
- cannella
- 100 gr di nocciole in granella o altra frutta secca

Materiali:

- 1 Teglia da forno
- 1 Ciotola

PROCEDIMENTO

Preriscaldate il forno a 170° gradi in modalità ventilato per circa 10 minuti, unite tutti gli ingredienti in una ciotola e lavorateli bene impastando con le mani, fino ad ottenere una consistenza tipo frolla.

Adesso create un cilindro, lavorandolo su un piano o sul tavolo da cucina, spolverate con un pizzico di dolcificante in polvere e infornate per 20 minuti, cuocete fino a quando la superficie dell'impasto non sarà dorata.

Sempre utile comprovare la cottura con lo stecchino se fosse pronto, toglietelo dal forno e affettate mentre è ancora caldo, infornate nuovamente per la tostatura a 180° gradi, per 4 o 5 minuti per lato.

Servite tiepidi accompagnati da un the profumato o una tisana.

CHEESECAKE LAMPONI MIRTILLI E LIMONE

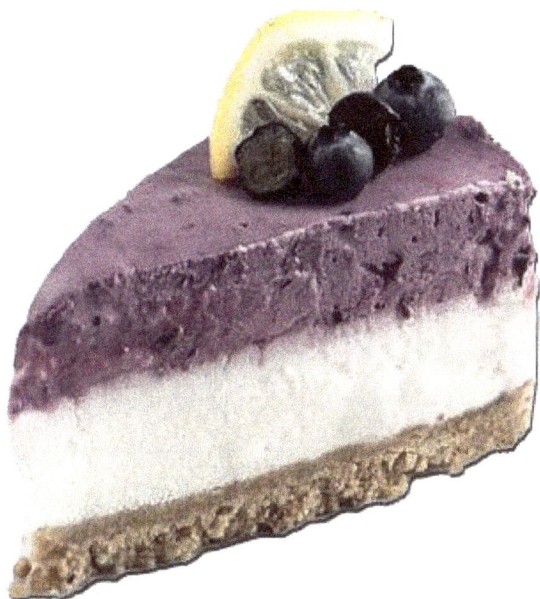

Questa è una ricetta di media difficoltà per cucinare una gustosa cheesecake perfetta per la dieta chetogenica, questa versione di cheesecake ha una dose di carboidrati molto ridotta rispetto alla ricetta originale e per questo è adatta al regime alimentare Keto, ma anche a coloro che non vogliono vogliono mangiare sano, pur non seguendo una dieta ipocalorica,

È inoltre perfetta per gli intolleranti al lattosio, in quanto prevede l'uso di burro e formaggio cremoso senza lattosio, e per i celiaci grazie alla farina di nocciole. Quest'ultima contiene meno carboidrati rispetto al tradizionale, inoltre il biscotto messo alla base di questa torta è senza glutine.

In pratica, la nostra cheesecake Keto è una golosa soluzione per molti o forse per tutti.

È facilmente digeribile e gustosa, nutriente ed energetica.

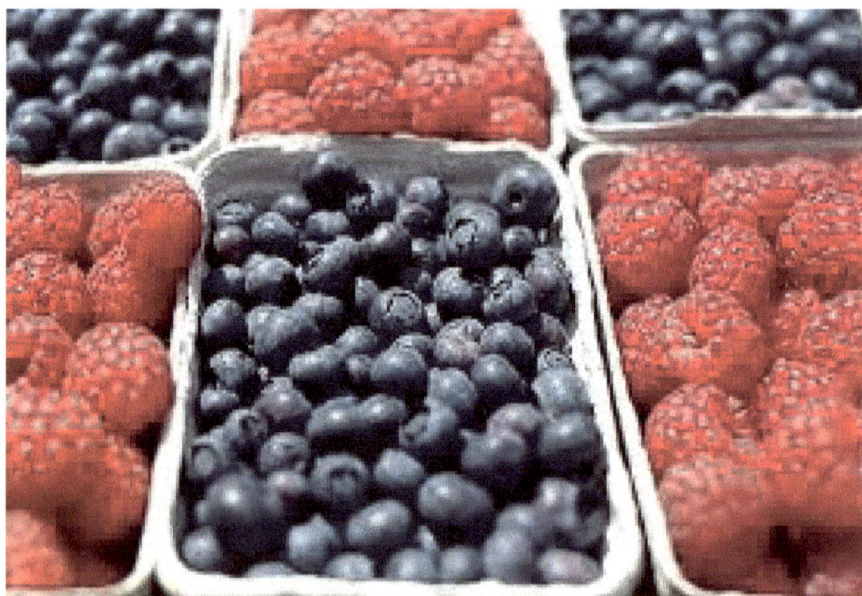

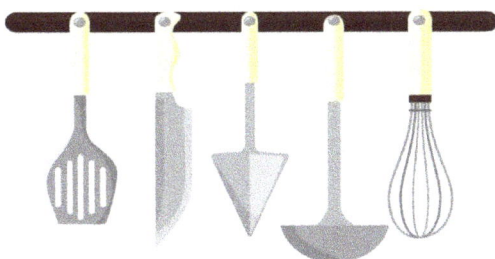

Tempi:

Preparazione 20 min

Raffreddamento 30 min

Cottura 45 min

Totale 95 min

Per 6 persone

Per 1 fetta:

	VALORI NUTRIZIONALI	
Energia		375 kcal
Carboidrati		11.9 gr
Proteine		8.8 gr
Grassi		22.3 gr

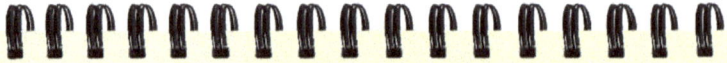

Ingredienti

Per la base:
- 150 gr di farina di nocciole,
- 155 gr di granella di nocciole,
- 160 gr di burro chiarificato,
- 50 gr di Stevia (sostituiscono circa 90/100 g di zucchero)

Per la crema:
- 750 gr di formaggio cremoso senza lattosio
- 6 uova
- succo di 3 limoni
- 90 gr di Stevia (sostituiscono circa 180 g di zucchero)

Per la decorazione:
- scorza di limone
- lamponi
- mirtilli

Materiali:

- Fruste elettriche

- 1 Tortiera a cerniera di diametro 20/22 cm

- 1 Pentolino

- 1 Spatola

- 2 Ciotole

PROCEDIMENTO

Mettete il burro in un pentolino e fatelo sciogliere a fuoco lento.

Mettete in una ciotola la farina e la granella di nocciole, aggiungete il burro fuso e la Stevia, mescolate con una spatola per amalgamare insieme tutti gli ingredienti.

Utilizzate il composto per rivestire il fondo e i bordi di una tortiera a cerniera da 20/22 centimetri di diametro.

Mettete in frigo per circa 30 minuti, in modo da far indurire il composto, che serve da base per la vostra cheesecake.

Mettete in una altra ciotola il formaggio cremoso senza lattosio e aggiungeteci la Stevia, le uova e il succo di 3 limoni, mescolate bene tutti gli ingredienti, questa volta utilizzando le fruste elettriche, fino ad ottenere un composto liscio e omogeneo.

Togliete la tortiera dal frigo e versate la crema sulla base di nocciole, livellate la crema delicatamente con un cucchiaio su tutta la superficie.

Fate cuocere la cheesecake nel forno già caldo a 175° gradi per circa 40/45 minuti.

Toglietela dal forno e fate raffreddare.

Decorate la cheesecake distribuendo sulla superficie dei lamponi e dei mirtilli freschi e terminate con dello zest di lime.

Servitela fresca e conservatela in frigo.

FETTE BISCOTTATE AL GRANO SARACENO

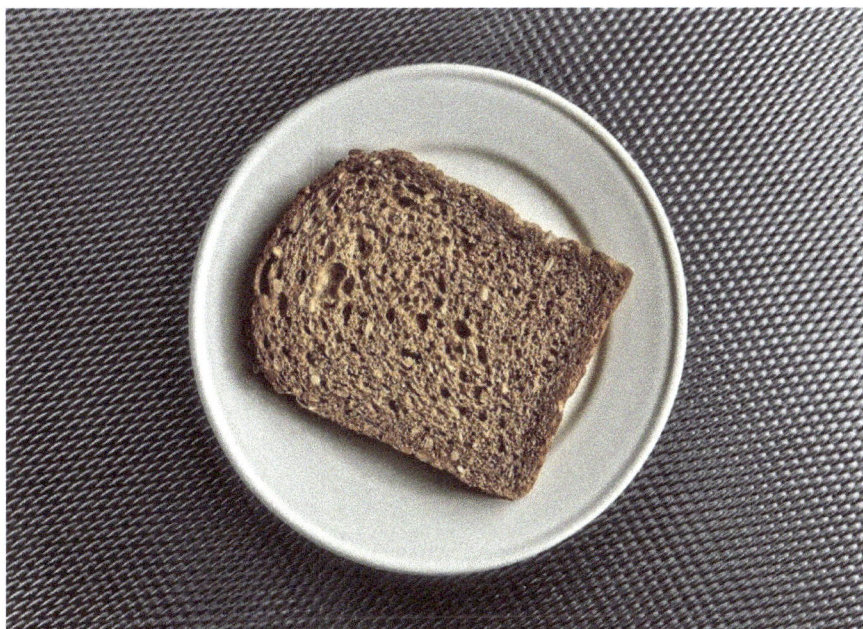

Questa ricetta per fette biscottate indicate per chi segue una dieta chetogenica, è semplice, però va seguita passo passo per ottenere una alternativa alle classiche fette, ma rigorosamente senza zuccheri e senza glutine.

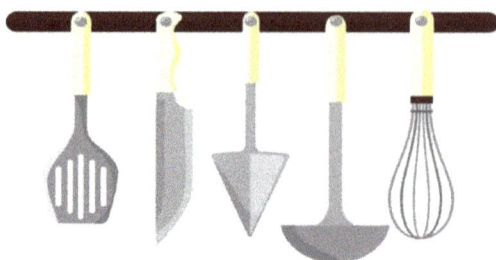

Tempi:

Preparazione 20 min

Cottura 40 min

Raffreddamento e Biscottatura 2 h 30 min

Totale 3 h 30 min

Per 25/26 fette

Per 1 fetta:

	VALORI NUTRIZIONALI	
Energia		55 kcal
Carboidrati		5.19 gr
Proteine		3.73 gr
Grassi		10.2 gr
Ratio		2.39

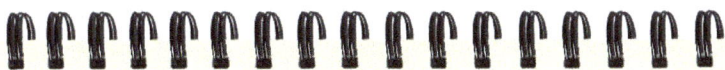

Ingredienti

- 300 gr farina di grano saraceno o di mais (potete anche unirle)
- 2 uova
- 60 gr Eritritolo o 30 gr di Stevia
- 200 ml acqua
- 50 ml olio EVO o olio di semi o olio di cocco
- 2 gr di sale
- 4 gr di cremor tartaro o lievito per dolci
- 1/2 cucchiaino bicarbonato
- spezie a piacere, ad esempio la cannella

Materiali:

- Fruste elettriche

- 1 Stampo per plumcake 24 x 14 cm

- 3 Ciotole

- Carta forno

PROCEDIMENTO

Preriscaldate il forno a 180° gradi preferibilmente ventilato per 10 minuti, intanto in una ciotola unite il sale, il bicarbonato, il lievito, le spezie e la farina.

In un'altra ciotola separate i tuorli dagli albumi e montate, preferibilmente con fruste elettriche a media velocità, gli albumi a neve ben ferma.

Aggiungete il dolcificante scelto ai tuorli e montate anche quest'ultimi fino ad ottenere un composto chiaro e spumoso, unite l'olio scelto ai tuorli e continuate a mescolare, sempre a media velocità, adesso aggiungete anche l'acqua al composto di tuorli e incorporate bene il tutto.

Adesso unite anche la farina con lievito e spezie al composto di tuorli, infine aggiungete delicatamente gli albumi montando dal basso verso l'alto.

L'impasto deve essere liscio, omogeneo e non troppo liquido, versatelo nello stampo da plumcake rivestito da carta forno oppure oleato o imburrato, e cuocete in forno per 40 minuti, fino a doratura.

Estraetelo delicatamente dallo stampo e fate freddare completamente.

Tagliate il pancake ottenuto a fette spesse circa ½ cm, ovviamente lo spessore dipenderà dai vostri gusti.

Per finire procedete alla biscottatura, preriscaldando il forno a 160° gradi e cuocete per altri 12/15 minuti per lato.

Mangiatele tiepide o fredde.

Le fette si conservano per circa 15 giorni in un contenitore ermetico.

Note

Le fette biscottate possono essere aromatizzate a piacere, utilizzando le vostre spezie preferite, perfette con cannella, o noce moscata e chiodi di garofano.

Potete aggiungere dell'uvetta all'impasto oppure della frutta secca o delle gocce di cioccolato, per rendere le fette ancora più golose.

Un secondo modo per aromatizzarle è sostituire parte dell'acqua con altro liquido, per esempio limoncello o marsala.

TORTA RICOTTA E FRUTTI ROSSI

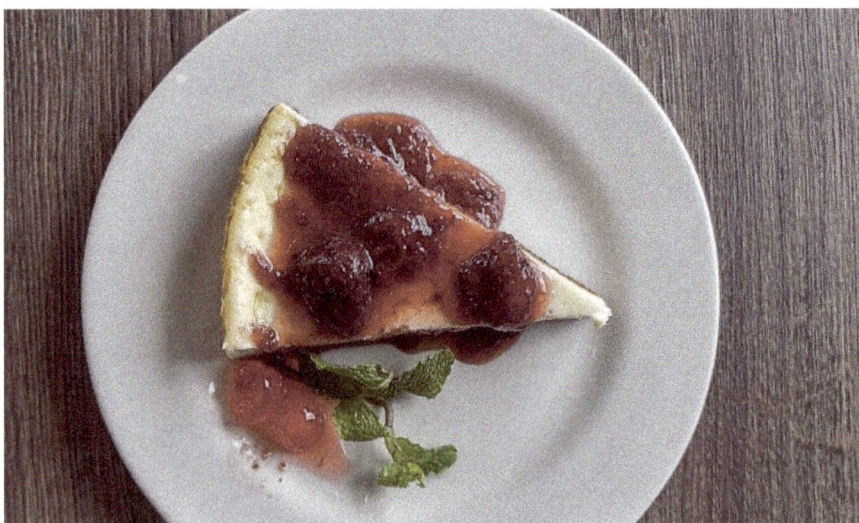

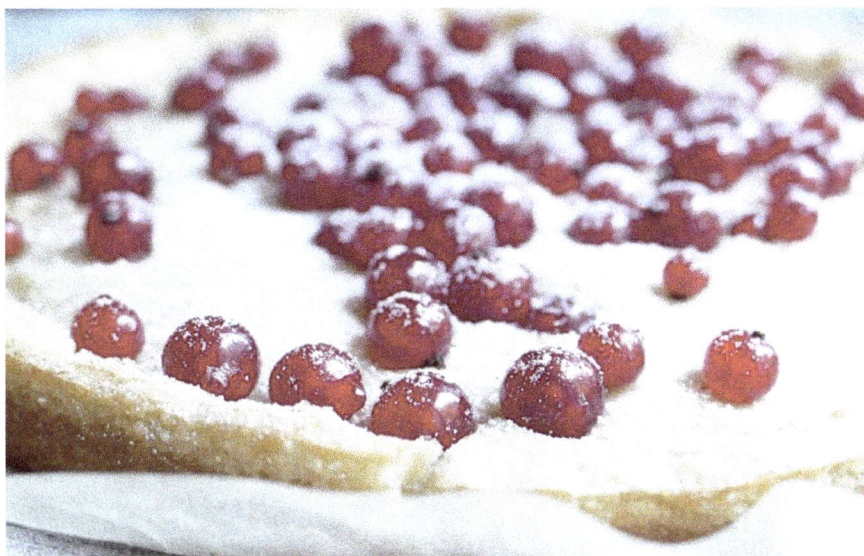

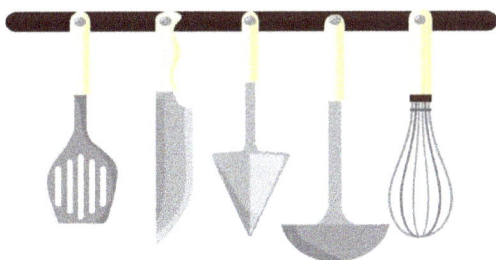

Tempi:

Preparazione 10 min

Cottura 40 min

Totale 50 min

Per 8 persone

Per 1 fetta:

	VALORI NUTRIZIONALI	
Energia		110 kcal
Carboidrati		5.5 gr
Proteine		4.5 gr
Grassi		8 gr
Zuccheri		6 gr

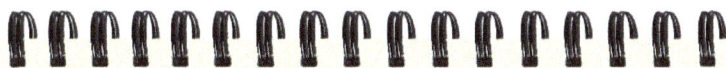

Ingredienti

- 35 gr di farina di cocco
- 100 gr di farina di mandorle
- 120 ml di latte vegetale io di soia
- 90 gr di ricotta magra
- 180 gr di albumi
- scorza di 1 limone non trattato oppure aroma al limone
- ½ bustina di lievito per dolci oppure 1 cucchiaino e ½ di bicarbonato + succo di limone
- 100 gr di frutti rossi (anche surgelati)
- 120 gr di Eritritolo oppure 40 gr di Stevia

Materiali:

- Fruste elettriche o a mano

- 1 Tortiera 16 cm

- 1 Ciotola

- Carta forno

PROCEDIMENTO

Preriscaldate il forno in modalità preferibilmente ventilato, a 180° gradi per circa 10 minuti, unite tra loro le farine insieme al lievito, mescolate con cura e lentamente, in modo che poi si distribuiscano omogeneamente nell'impasto.

Unite tra loro l'albume e la ricotta montando leggermente il composto, aggiungete anche il dolcificante scelto e la scorza di limone o l'aroma continuando a mescolare finché non sarà completamente sciolto e non avrete ottenuto un composto spumoso.

Unite le farine un poco alla volta e continuate a mescolare.

Noterete che il composto è molto solido, aggiungete il latte poco alla volta finché non otterrete una consistenza della densità giusta.

Incorporate delicatamente i frutti rossi all'impasto e versate il tutto nella tortiera foderata con carta forno, adesso cuocete per circa 40 minuti sempre a 180° gradi.

Fate la prova dello stecchino prima di sfornare!

Servite tiepida.

<u>Note</u>

Vi consiglio di decorare con dello zucchero a velo speciale, frullate 100 gr di Eritritolo con 10 gr di amido di mais oppure 40 gr di Stevia con 4 gr di amido.

CREMA AL COCCO

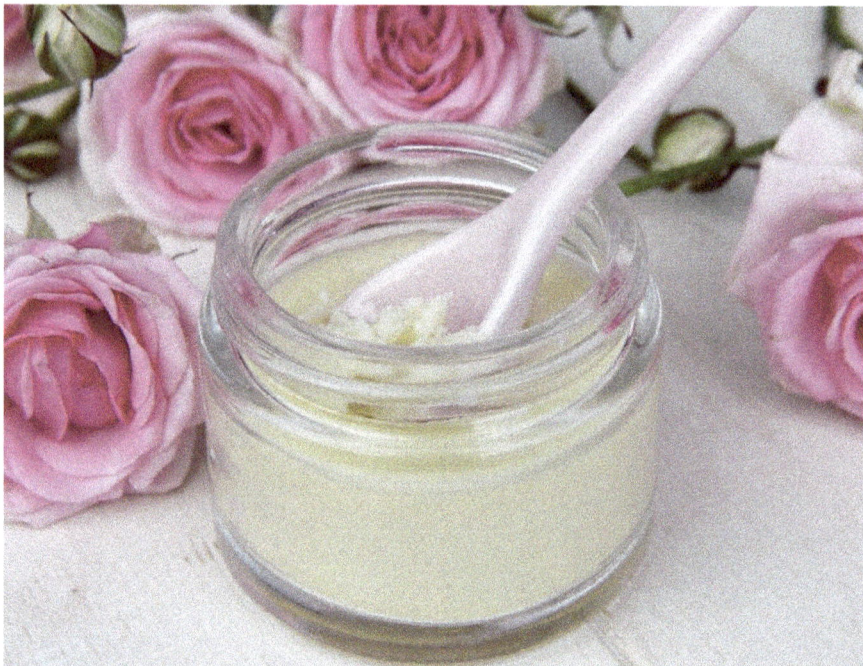

Ricetta veloce e semplice da fare, perfetta per farcire dolci e torte in modo sano. Low-carb, chetogenica.

Pronta in 5 minuti.

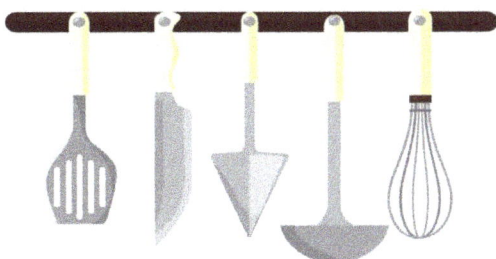

Tempi:

Preparazione 5 min

Cottura 5 min

Totale 10 min

Per 200 gr di crema

Per 100 gr:

	VALORI NUTRIZIONALI	
Energia		130 kcal
Carboidrati		3.5 gr
Proteine		6 gr
Grassi		10.5 gr
Zuccheri		2 gr

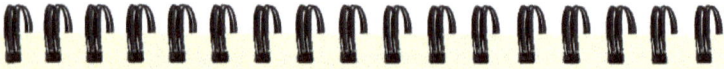

Ingredienti

- 100 gr di latte di cocco in lattina
- 100 gr di albume
- 5 gr di farina di cocco degrassata
- 5 gr di cocco rapè
- 10 gocce di Flavdrops cocco (o dolcificante preferito)

Materiali:

- Fruste elettriche

- 1 Pentolino

PROCEDIMENTO

In un pentolino unite tutti gli ingredienti, dopodiché mettetelo a fuoco medio/lento, facendo attenzione a girare e mescolare spesso, quando diventerà densa toglietela dal fuoco e lasciatela intiepidire.

Dopodiché frullatela con delle fruste elettriche ed usatela come preferite, per farcire dolci o da sola al cucchiaio.

Conservatela in frigo.

<u>Note</u>

Il latte di cocco in lattina è denso e ricco di grassi buoni, se sostituisci con una bevanda al cocco avrai bisogno di più farina di cocco per addensare;

Puoi sostituire le Flavdrops con dolcificante preferito q.b. o 1 cucchiaio di Eritritolo.

FERRERO ROCHER LIGHT

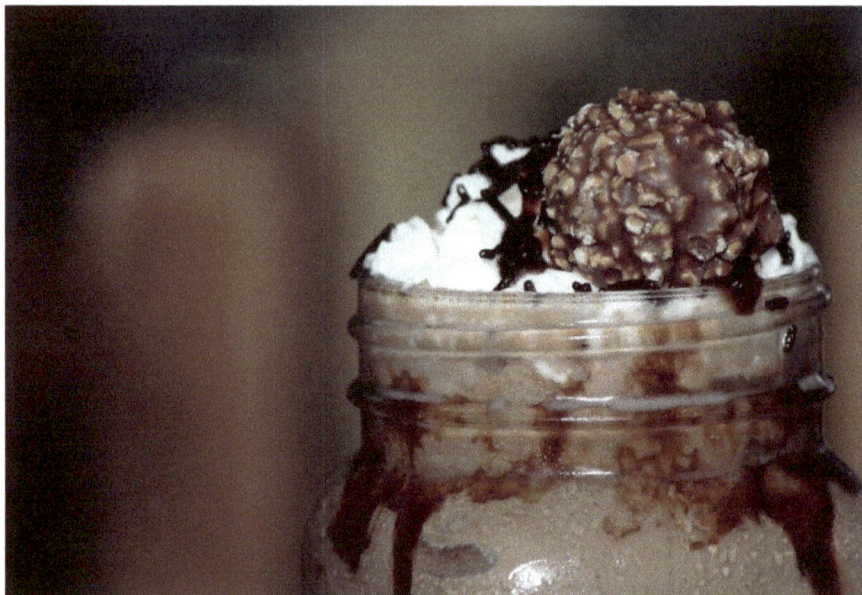

Ricetta particolarmente semplice e senza cottura.

Questi cioccolatini Ferrero Rocher Chetogenici sono senza zucchero, hanno un cuore cremoso, che si scioglie in bocca e sono rivestiti da cioccolato croccante e fondente.

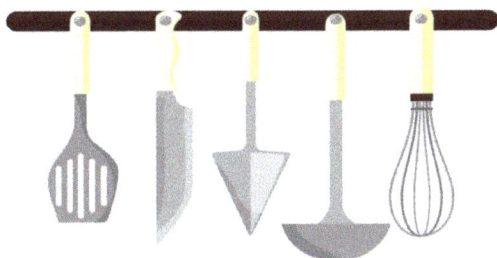

Tempi:

Preparazione 10 min

Totale 10 min

Per 10 cioccolatini

Per 1 cioccolatino:

	VALORI NUTRIZIONALI	
Energia		90 kcal
Carboidrati		2.5 gr
Proteine		4 gr
Grassi		7 gr
Zuccheri		1 gr

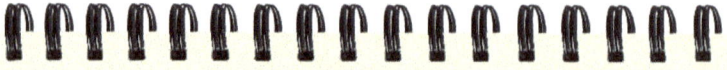

Ingredienti

- 30 gr di cacao amaro in polvere
- 20 gr di burro
- 20 gr di proteine al cioccolato
- 20 gr di latte di mandorla senza zucchero (o preferito)
- 9 nocciole
- q.b. di noccioline tritate
- q.b. di cioccolato fondente 85%

Materiali:

- 1 Pentolino

- 1 Ciotola piccola

- 1 Piattino

PROCEDIMENTO

Sciogliete il burro in un pentolino a fuoco bassissimo, aggiungete il cacao, le proteine e il latte, girate e mescolate con cura.

Dividete questo impasto in 9 porzioni da circa 10 gr, dividete ogni porzione in due parti e con le 2 parti formate due cerchi, mettete 1 nocciola su un cerchio e coprite con l'altro cerchio, lavorandolo con le mani, proseguite così anche con le altre 8 parti dell'impasto.

Lavorate tutte e 9 le parti a formare delle palline.

Mettete dell'acqua in una ciotolina e le noccioline tritate in un piattino.

Passate le palline nell'acqua velocemente e poi passatele nel piattino con le noccioline tritate.

Proseguite così fino a ricoprire tutte le palline.

Adesso sciogliete il cioccolato fondente a fuoco lento o al microonde o a bagnomaria.

Aiutandovi di 2 forchette passate una pallina alla volta nel cioccolato fuso, così per tutte le altre.

Ricoprite tutte le palline e lasciate indurire il cioccolato, meglio mettendole in frigo o in freezer.

Pronte sane e super golose!

Perfette come snack e immediata fonte d'energia.

Conservate in frigo.

Note

Potete usare a scelta burro o olio di cocco, il primo contiene ovviamente lattosio ma ha meno calorie del secondo.

Le proteine servono per dare più gusto e dolcezza, puoi sostituirle con pari peso di un altro ingrediente secco.

TORTINO PANNA E MANDORLE

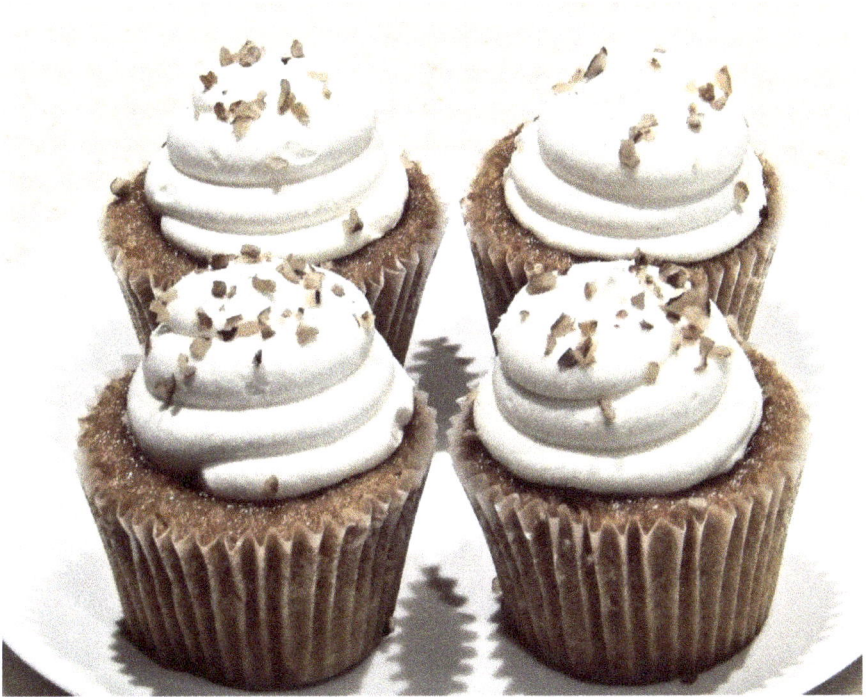

Questa ricetta è molto semplice e veloce e occorrono solo 5 ingredienti e una ciotola per preparare una merenda, una colazione o uno snack goloso, all'interno di una dieta Keto, senza zuccheri e senza glutine.

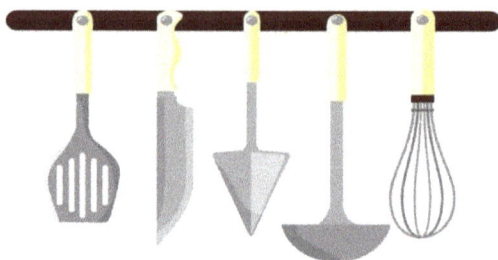

Tempi:

Preparazione 10 min

Cottura 20 min

Totale 30 min

Per 1 tortino di 10 cm di diametro

Per 1 tortino:

	VALORI NUTRIZIONALI	
Energia		330 kcal
Carboidrati		5 gr
Proteine		11 gr
Grassi		29.5 gr
Zuccheri		2.5 gr

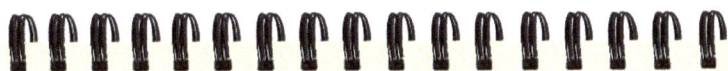

Ingredienti

- 1 uovo
- 50 gr di panna fresca
- 20 gr di farina di mandorle
- 5 gr di cuticole di psillio in polvere
- 1 cucchiaio di Eritritolo
- 1 pizzico di lievito per dolci (o cremor tartaro o bicarbonato)
- q.b. vaniglia

Materiali:

- 1 Ciotola

- 1 Stampo di diametro 10/12 cm circa

PROCEDIMENTO

Per questa ricetta preriscaldate il forno a 180° gradi per circa 10 minuti, potete anche cuocere il tortino nel microonde o a vapore.

In una ciotola rompete l'uovo, aggiungete la panna e un pizzico di sale e sbattete leggermente con una forchetta.

Aggiungete tutti gli altri ingredienti, mescolate con cura facendo attenzione ad unirli in modo omogeneo.

Versate nello stampo scelto e cuocete per circa 15/20 minuti.

Lasciate raffreddare, tagliate in orizzontale e farcite a piacere con fantasia.

Note

Puoi sostituire la farina di mandorle con altre da te preferite ed usate,

Puoi sostituire l'Eritritolo con altro dolcificante, io lo preferisco in quanto è molto simile allo zucchero ma ha 0 calorie, basso indice glicemico ed è naturale.

Puoi sostituire la panna fresca con yogurt greco, abbassando così anche le calorie.

TORRONE MORBIDO LIGHT

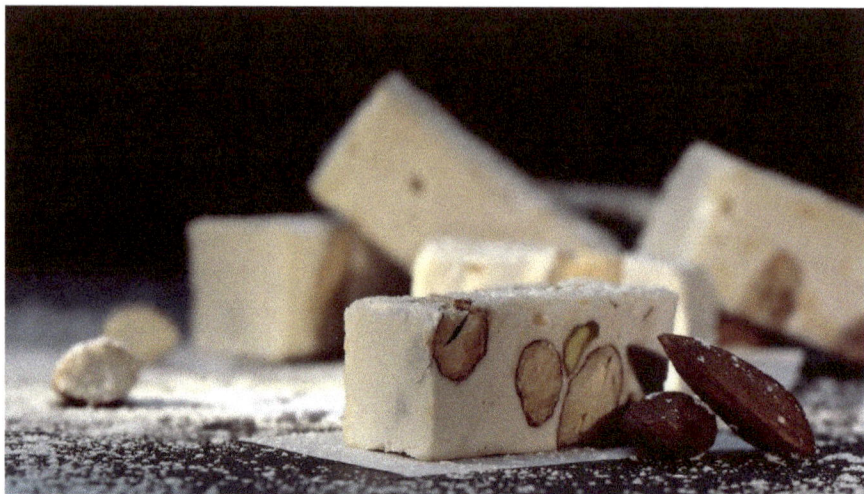

Torrone Morbido Light preparato con solo 3 ingredienti principali e velocissimo da preparare, molto buono e senza zucchero perfetto per tutti, in ogni regime alimentare e decisamente ipocalorico.

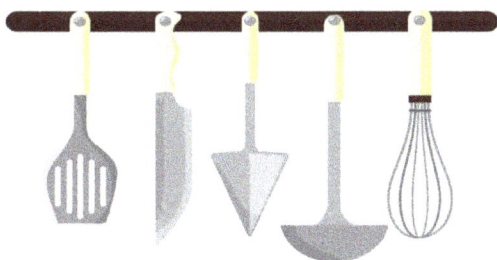

Tempi:

Preparazione 15 min

Congelamento 60 min

Tempo totale 1 ora e 15 min

Per 8 barrette

Per 1 barretta:

	VALORI NUTRIZIONALI	
Energia		65 kcal
Carboidrati		3 gr
Proteine		3 gr
Grassi		4.5 gr
Zuccheri		1.5 gr

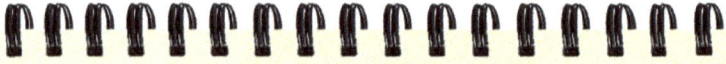

Ingredienti

Per il Torrone:
- 50 gr di farina di mandorle
- 1 uovo
- 30 gr di Eritritolo
- 10 gr di farina di cocco degrassata
- q.b. vaniglia e scorza di limone

Per il Caramello (facoltativo):
- 15 gr di burro di arachidi 100%
- 10 gr di sciroppo d'acero
- q.b. latte vegetale non zuccherato

Materiali:

- Fruste elettriche

- 1 Stampo in silicone

- 1 Pentolino

- 1 Ciotola

PROCEDIMENTO

Mettete l'eritritolo in un pentolino con circa 20 gr d'acqua e fate sciogliere a fuoco lento, quando sarà sciolto aggiungete tutti gli altri ingredienti e tenete la fiamma bassa, finché il tutto non si addenserà.

Versate il composto in uno stampo in silicone, di qualunque forma e mettete in freezer per 30 minuti.

Adesso unite il burro di arachidi allo sciroppo d'acero e aggiungete il latte a filo fino ad ottenere un caramello denso.

Versate sul torrone freddo, spalmate e rimettete in freezer altri 30 minuti.

Tagliate in barrette e mangiate, il resto si conserverà in frigo.

Note

Potete fare la farina di mandorle anche da soli in casa, frullando le mandorle pelate.

Inoltre, potreste sostituire il burro di arachidi con altro burro di frutta secca.

Per la dieta Chetogenica invece, puoi omettere lo sciroppo d'acero, stemperando il burro di arachidi solo col latte e aggiungendo un cucchiaino di Eritritolo.

L'Eritritolo è molto simile nel sapore allo zucchero ma ha 0 calorie, basso indice glicemico, è naturale e non ha retrogusto sgradevole.

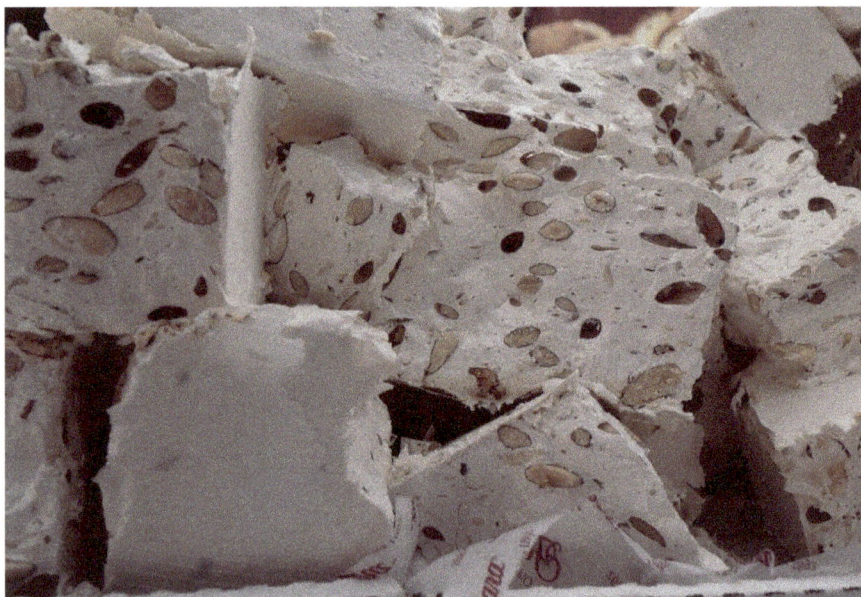

CREMA PROTEICA AL BURRO DI ARACHIDI

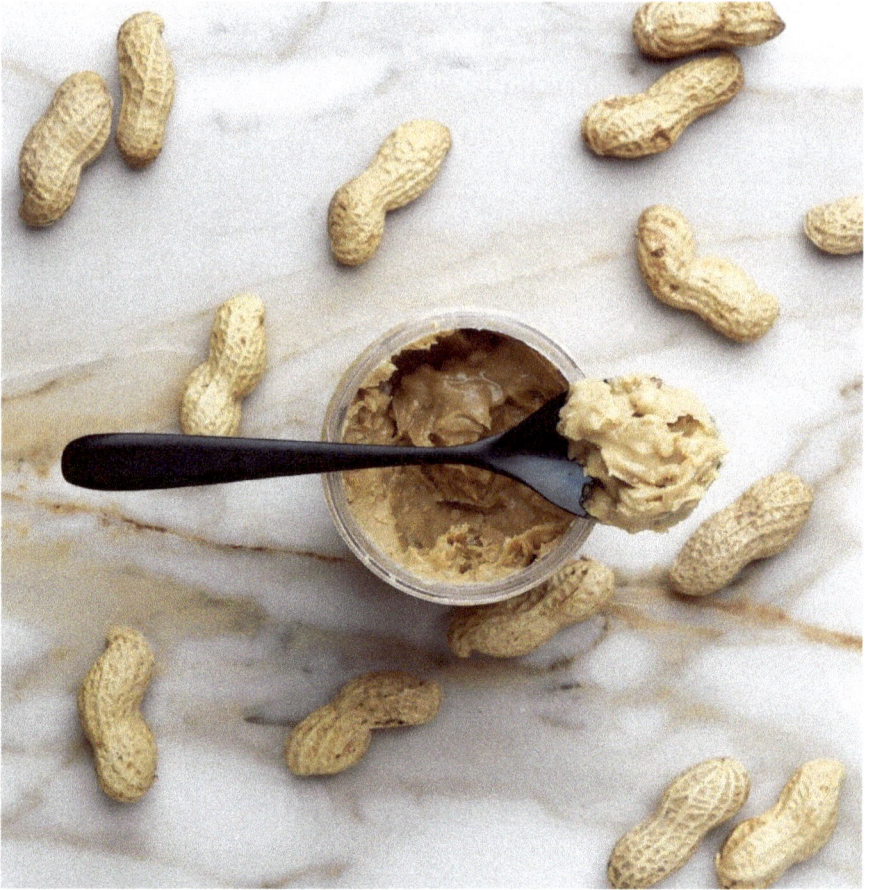

Questa ricetta vi servirà a realizzare una crema proteica al burro di arachidi dalla eccezionale densità con solo 3 ingredienti, rapidissima e ipocalorica.

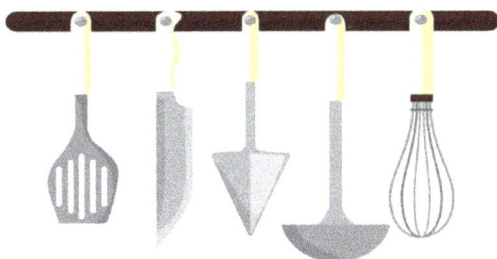

Tempi:

Preparazione 5 minuti

Cottura 5 minuti

Totale 10 min

Per 2 persone (220 gr di crema)

Per 1 persona (110 gr):

	VALORI NUTRIZIONALI	
Energia		110 kcal
Carboidrati		3.5 gr
Proteine		11 gr
Grassi		6 gr
Zuccheri		2 gr

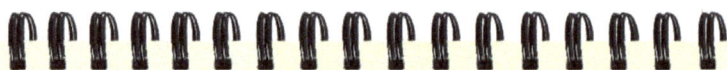

Ingredienti

- 100 gr di albume
- 100 gr di latte vegetale non zuccherato
- 20 gr di burro di arachidi 100%
- 20 gr di burro di arachidi in polvere
- 2 cucchiai di Eritritolo
- 1/2 cucchiaino di cannella

Materiali:

- Frullatore

- 1 Pentolino

PROCEDIMENTO

Unite tutti gli ingredienti in un pentolino e mescolate a fuoco lento il tutto, quando sarà addensata spegnete e lasciate intiepidire.

Frullate e poi riponete in frigo.

Potete utilizzare la crema in molti modi, per farcire una torta, spalmata sul pane o da sola al cucchiaio.

Si conserva in frigo per 2/3 giorni.

Note

Potrete sostituire il burro di arachidi in polvere con un amido o della fecola, perdendo però un poco in sapore.

TORTA FONDENTE AL CACAO

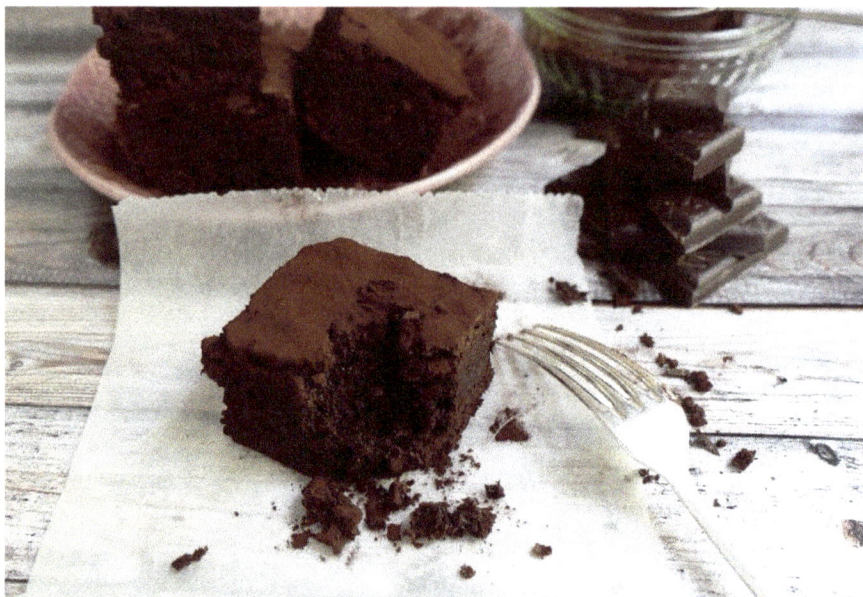

La torta fondente di cacao è una torta strepitosamente buona e altrettanto facile da fare, sana, senza glutine, low-carb e keto.

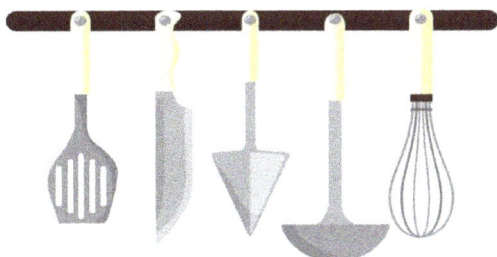

Tempi:

Preparazione 10 min

Cottura 15 min

Totale 25 min

Per 6 persone

Per 1 fetta di torta senza topping:

	VALORI NUTRIZIONALI	
Energia		250 kcal
Carboidrati		7 gr
Proteine		13.5 gr
Grassi		18.5 gr
Zuccheri		4 gr

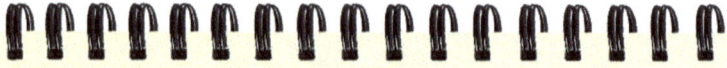

Ingredienti

- 1 uovo
- 50 gr di latte di cocco denso
- 10 gr di cacao
- 5 gr di farina di mandorle
- 5 gr di farina di cocco sgrassata
- 5 gr di burro di arachidi in polvere *
- 1 pizzico lievito per dolci
- q.b. aroma vaniglia
- 1 cucchiaio di Eritritolo

*Il burro di arachidi in polvere permette di avere lo stesso gusto ma con meno calorie.

Materiali:

- Fruste elettriche o a mano

- 1 Tortiera in silicone diametro 20 cm circa

- 1 Ciotola

PROCEDIMENTO

Preriscaldate il forno a 180° gradi, per circa 10 minuti.

In una ciotola rompete l'uovo, aggiungete il latte di cocco, la vaniglia e un pizzico di sale e montate a mano con una forchetta o con le fruste elettriche a bassa velocità,

aggiungete tutti gli altri ingredienti e mescolate con cura rendendo il composto omogeneo.

Versate l'impasto in uno stampo da 20 cm in forno per 15 minuti circa, oppure potete usare dei pirottini per muffin o ancora potreste cuocere la torta in una tazza nel forno a microonde, per 4/5 minuti.

Potrete aggiungere il topping, per renderla ancora più gustosa, utilizzando 10 gr di Crema proteica al Cioccolato, diluita con un goccio di latte di mandorla.

Note

Potete sostituire il Latte di Cocco con lo Yogurt Greco.

L'Eritritolo è, come sapete, un dolcificante 100% Naturale senza retrogusto, molto simile allo Zucchero e con 0 calorie, potete però sostituirlo con altro dolcificante, ricordando che potrebbe cambiare la consistenza dell'impasto.

PANETTONE

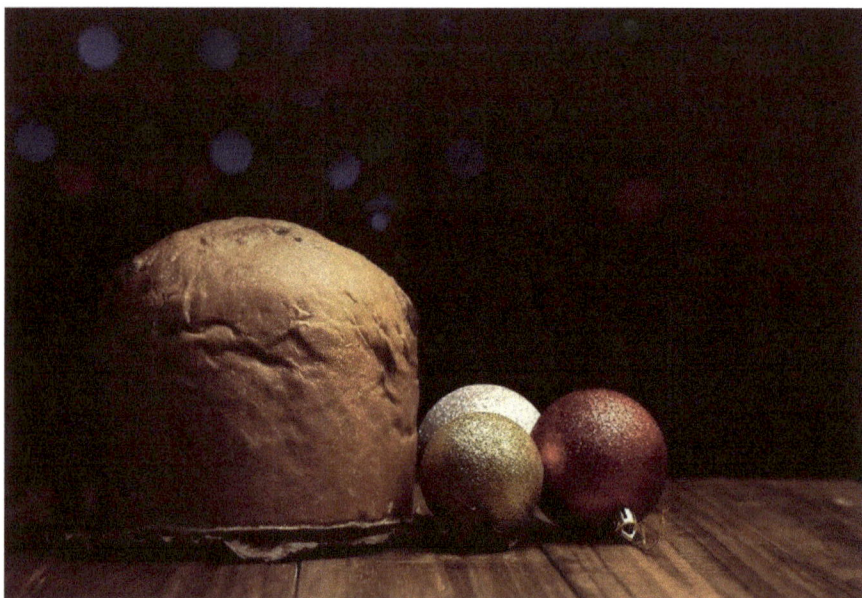

Questa ricetta vi servirà per realizzare un famosissimo dolce di Natale in versione keto, low-carb e senza glutine.

Seguite con attenzione e cura tutti i passaggi.

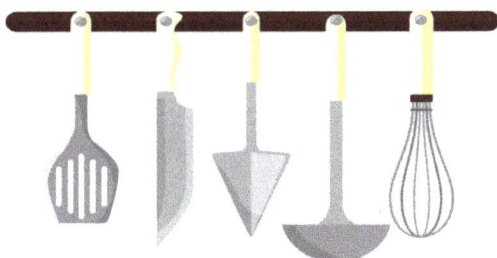

Tempi:

Preparazione 15 min

Lievitazione 8 ore

Cottura 40 min

Tempo totale 8 ore e 55 min min

Per 1 Panettone di 500 gr circa

Per 1 fetta di Panettone:

	VALORI NUTRIZIONALI	
Energia		201 kcal
Carboidrati		1.4 gr
Proteine		5.21 gr
Grassi		1.78 gr
Ratio		2.71

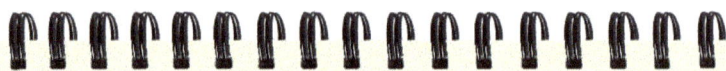

Ingredienti

- 280 gr di farina ketomix pan
- 70 gr di Eritritolo
- 2 uova
- 50 gr di burro
- 8 gr di lievito di birra fresco
- 80 gr di latte di mandorle
- 50 gr di cioccolato fondente al 90%
- 10 gocce di dietic
- 10 mandorle per decorare

Materiali:

- Fruste elettriche

- 1 Stampo alto specifico per panettone

- 1 Ciotola
- 1 Colino
- 1 Pentolino

PROCEDIMENTO

Setacciate la farina con un colino a maglie fitte per togliere tutti i semi, aggiungete l'eritritolo e le uova, mescolate e impastate, sciogliete il lievito nel latte di mandorle in un pentolino a fuoco bassissimo ed unitelo al composto precedente continuando a mescolare, adesso invece utilizzate le fruste elettriche a bassa velocità.

Aggiungete il burro a temperatura ambiente ed il cioccolato a pezzettini, aggiungete il dolcificante dietetic e mettete il tutto in uno stampo da panettone da 500 kg.

Decorate con le mandorle e mettete a lievitare in forno spento, ma con la luce accesa per almeno 8 ore.

Cuocete in forno statico a 180° gradi per 40 minuti.

Servite tiepido o freddo.

BARRETTE DI FRUTTA SECCA

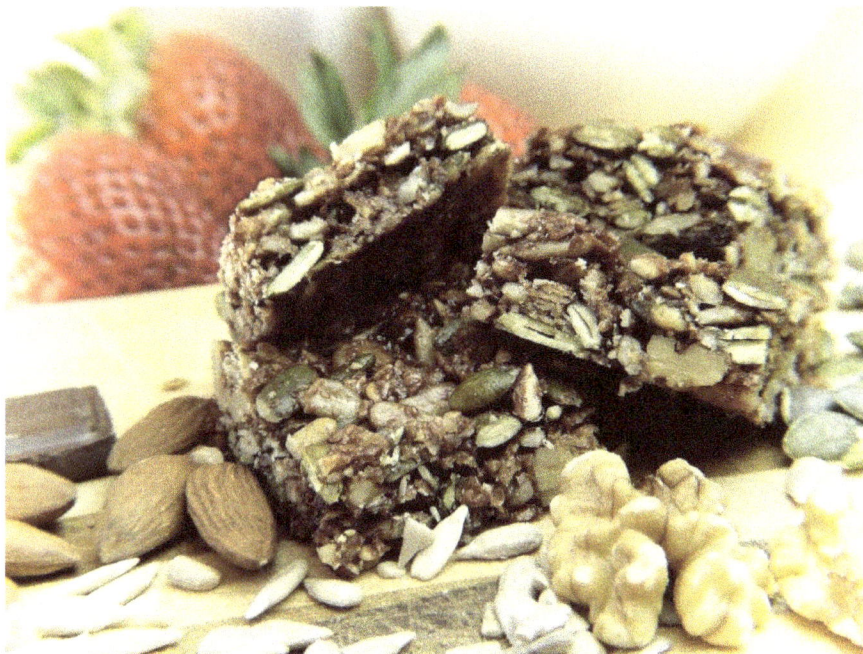

Le barrette di frutta secca sono davvero facilissime da preparare in casa, ideali per colazione o merenda, ma anche come spuntino a metà mattina vanno benissimo.

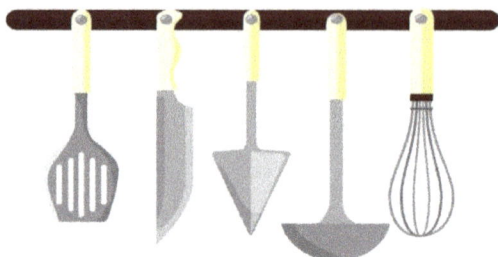

Tempi:

Preparazione 10 min

Cottura 10 min

Totale 20 min

Per 8 barrette

Per 1 barretta:

	VALORI NUTRIZIONALI	
Energia		154 kcal
Carboidrati		1.5 gr
Proteine		5.86 gr
Grassi		1.34 gr
Ratio		1.82

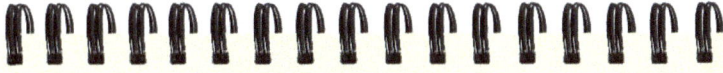

Ingredienti

- 130 gr di nocciole
- 30 gr di granella di pistacchi
- 70 gr di semi di zucca
- 2 albumi
- 20 gr di Eritritolo

Materiali:

- Fruste elettriche o a mano

- 1 Stampo da forno rettangolare 30x10 cm circa

- Carta forno

PROCEDIMENTO

Per questa ricetta tagliate le nocciole grossolanamente ed aggiungetele alla granella di pistacchi, ai semi di zucca, agli albumi e all'Eritritolo, mescolate ed amalgamate bene il tutto con delle fruste elettriche o mano e mettete il composto in uno stampo rettangolare da 30 x 10 cm circa, con carta forno.

Adesso fate cuocere in forno ventilato a 200° gradi per 10 minuti.

Fate raffreddare, dopodiché tagliatelo a fette e se preferite anche in pezzi più piccoli da usare come spuntino.

NOCCIOLE TARTUFATE

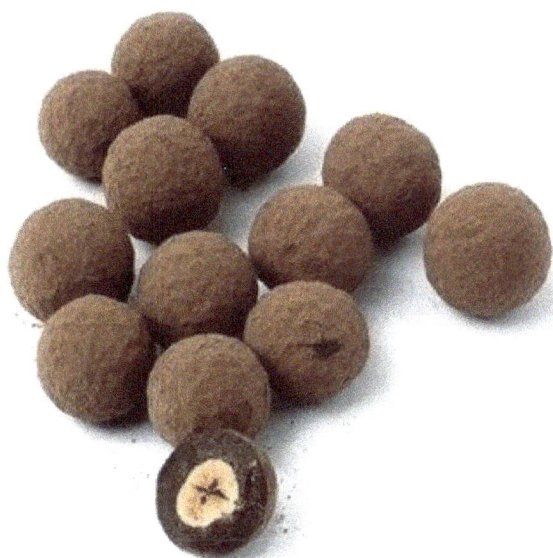

Ricetta per bambini, sana e golosa. Snack con energia in poche calorie!

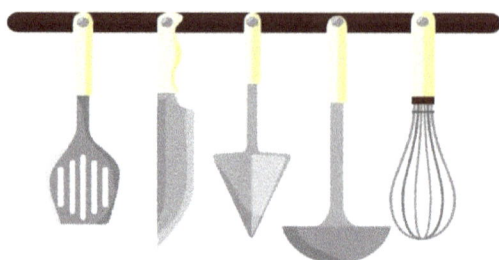

Tempi:

Preparazione 15 min

Totale 15 min

Per 4/6 persone

Per 1 nocciola:

	VALORI NUTRIZIONALI	
Energia		75 kcal
Carboidrati		1.05 gr
Proteine		1.98 gr
Grassi		6.67 gr
Ratio		2.28

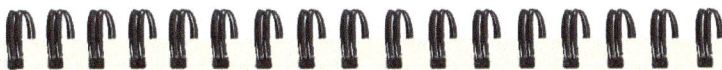

Ingredienti

- 100 gr di nocciole pelate
- 100 gr di Eritritolo
- 30 gr di burro
- 20 gr di cacao amaro in polvere

Materiali:

- 1 Padella antiaderente

- 1 Ciotola

- 1 Colino

PROCEDIMENTO

Per preparare le nocciole tartufate iniziate mettendo il cacao in una ciotola, mentre contemporaneamente mettete l'eritritolo ed il burro in una padella antiaderente, fate sciogliere entrambi fino a che l'eritritolo non diventerà liquido.

Togliete la padella dal fuoco ed aggiungete le nocciole mescolando.

Prendete la ciotola con il cacao e mettete le nocciole un poco per volta e con l'aiuto di un cucchiaino arrotondatele un poco e ricopritele di cacao, fate in fretta perché l'eritritolo si raffredda velocemente.

Fate raffreddare le nocciole e passatele in un colino a maglie fitte per eliminare il cacao in eccesso.

Pronte per essere mangiate, perfette in ogni momento della giornata.

BISCOTTI AL COCCO

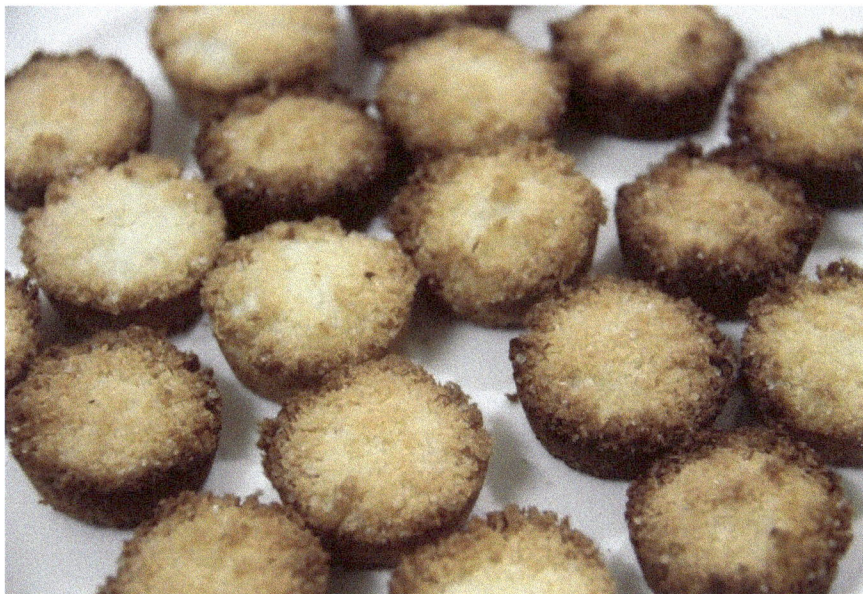

Questa ricetta di biscotti è perfetta in un regime alimentare di tipo chetogeno, ovvero una alimentazione a scarsissimo contenuto di carboidrati, ma con proteine e ricco di grassi.

Sono poveri di zuccheri, però allo stesso tempo molto calorici si consiglia di consumarne 20/30 gr al giorno.

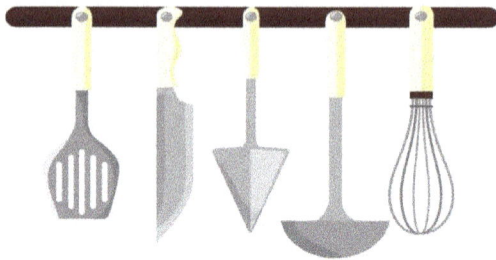

Tempi:

Preparazione 10 min

Congelamento 3 ore

Totale 3 ore e 10 min

Per 20 biscotti circa

Per 30 gr di biscotti:

	VALORI NUTRIZIONALI	
Energia		138 kcal
Carboidrati		0.3 gr
Proteine		3.7 gr
Grassi		12.8 gr

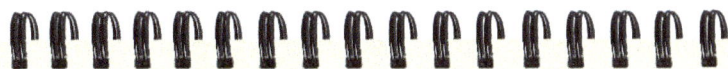

Ingredienti

- 100 gr di farina di cocco
- 4 cucchiai di olio di cocco
- 2 bustine di dolcificante

Materiali:

- Fruste elettriche o a mano

PROCEDIMENTO

Questa ricetta per biscotti al cocco è super facile e veloce, infatti vi basterà amalgamare tutti gli ingredienti.

Dopodiché dovrete formare delle palline o a scelta la tipica forma del biscotto o a vostro piacere forme differenti e metterle in freezer per almeno 3 ore.

Passate le 3 ore saranno pronti per essere serviti.

PANDORO

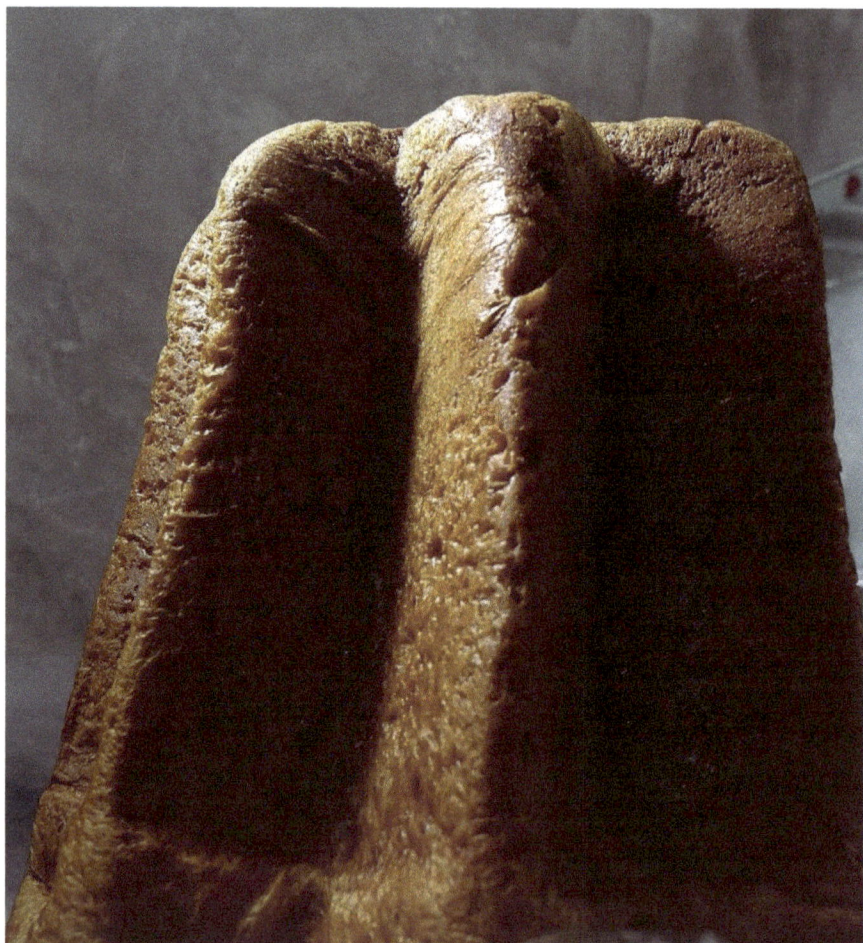

Versione keto, senza glutine e low- carb del famosissimo dolce di Natale.

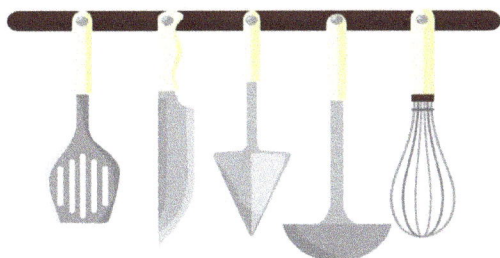

Tempi:

Preparazione 10 min

Cottura 60 min

Totale 1 ora e 10 min

Per 6/8 persone

Per 1 fetta:

VALORI NUTRIZIONALI		
Energia		208 kcal
Carboidrati		6 gr
Proteine		5.8 gr
Grassi		19.4 gr
Fibre		2.8 gr

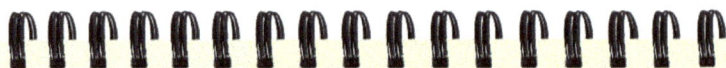

Ingredienti

- 150 gr di farina di mandorle
- 100 gr di Eritritolo a velo
- 20 gr di farina di cocco
- 20 gr di fibra di bamboo
- 3 uova
- 70 ml di burro fuso
- 1/2 bustina di lievito vanigliato
- 100 ml di panna di cocco o normale
- 1 cucchiaino di gomma di xantano
- q.b. aroma vaniglia

Materiali:

- Fruste elettriche

- 1 Stampo per pandoro

PROCEDIMENTO

Questa ricetta è la variante keto del famoso dolce di Natale, per iniziare a prepararlo mescolate tutti gli ingredienti secchi, aggiungete le uova e la panna e continuate a mescolare energicamente e con cura, a mano o con fruste elettriche facendo particolare attenzione ad eliminare eventuali grumi.

Adesso mettete l'impasto in uno stampo da pandoro e infornate in modalità statica a 180° gradi per 1 ora.

Fate raffreddare e decorare con Eritritolo a velo.

Servite!

CIOCCOLATO CON FRUTTA SECCA

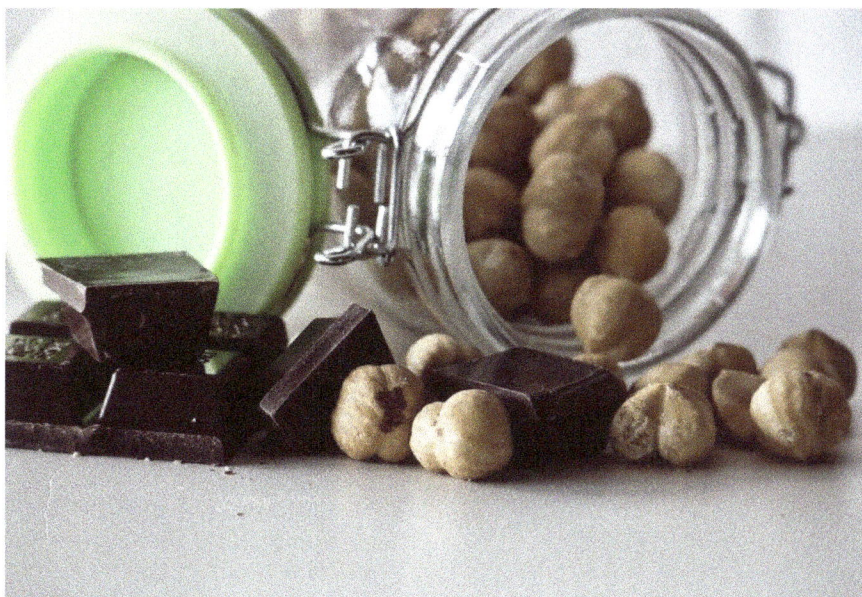

Ricetta rapida per 16 quadratini al cioccolato da guarnire con ciò che preferite.

Snack super goloso!

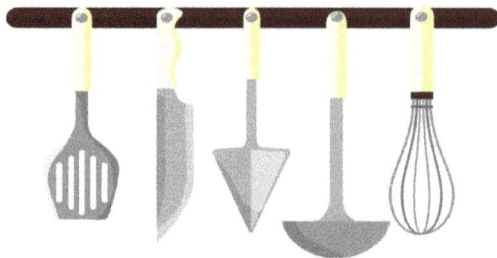

Tempi:

Preparazione 10 min

Raffreddamento 30 min

Totale 40 min

Per 16 pezzetti/quadrati

Per 1 pezzetto:

	VALORI NUTRIZIONALI	
Energia		147 kcal
Carboidrati		1.92 gr
Proteine		3.33 gr
Grassi		1.24 gr
Ratio		2.35

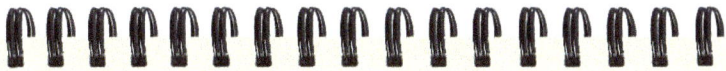

Ingredienti

- 200 gr di cioccolato fondente al 99%
- 15 gr di granella di pistacchi
- 30 gr di nocciole

Materiali:

• 2 Contenitori rettangolari di alluminio usa e getta 13x10 cm circa

• 1 Pentolino

• 1 Contenitore cilindrico o bicchiere grande

PROCEDIMENTO

Questa ricetta è semplicissima e veloce, tagliate le nocciole grossolanamente e mettetele da una parte, serviranno per mitigare il sapore troppo amaro del cioccolato.

Sciogliete nel microonde il cioccolato e dividetelo in due contenitori rettangolari 13x10 cm, se sono più comode per voi potete usare anche 2 vaschette di alluminio usa e getta, più o meno dello stesso formato.

Cospargete sopra il cioccolato fuso la granella di pistacchi in una vaschetta e nell'altra vaschetta coprite il cioccolato con la granella di nocciole.

Mettete in freezer per almeno 30 minuti.

Tagliare in 16 quadratini e servite i 2 gusti differenti se vi piace con accanto un poco di panna montata senza zucchero.

TORTA MASCARPONE CACAO E RUM

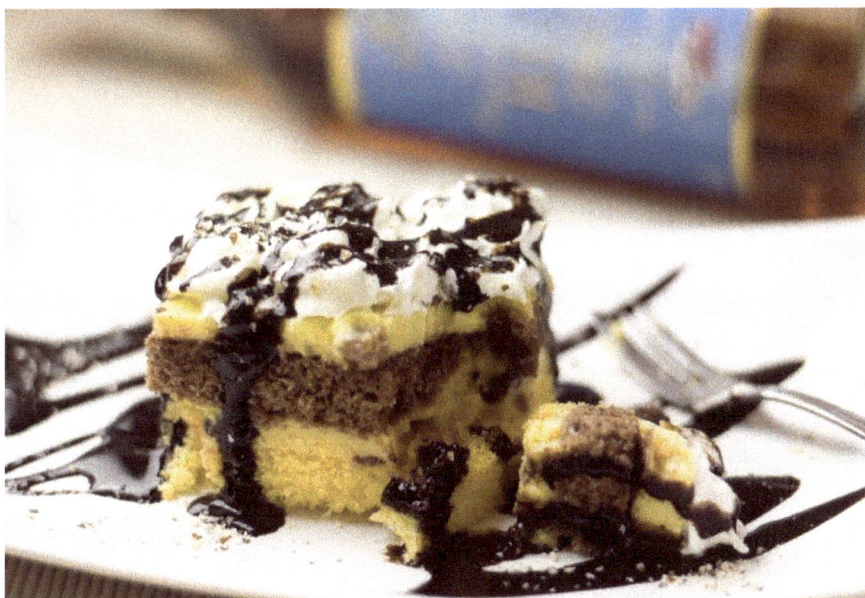

Questa è una ricetta sorella del più conosciuto Tiramisù, ugualmente golosa qui in versione low-carb, senza glutine e assolutamente chetogenica.

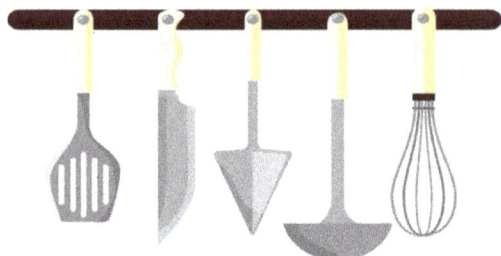

Tempi:

Preparazione 20 min

Cottura 10 min

Raffreddamento 3 ore

Totale 3 ore e 30 min

Per 6/8 persone

Per 1 persona:

VALORI NUTRIZIONALI		
Energia		250 kcal
Carboidrati		2 gr
Proteine		4 gr
Grassi		19.5 gr
Zuccheri		1.5 gr

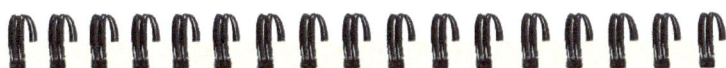

Ingredienti

- 8 cucchiai di Stevia in polvere (o 1 liquido)
- 2 tazze di farina di mandorle
- 1 cucchiaio di cacao amaro
- 2 cucchiai di farina di cocco
- 120 gr di burro
- 240 gr di formaggio spalmabile (o ricotta)
- 1 tazza di panna per dolci
- 300 gr di mascarpone
- aroma al rum
- 1 bustina di vanillina
- 1 tazza di caffè con dolcificante

Materiali:

- Fruste elettriche

- 2 Ciotole
- 1 Tortiera rettangolare
- Carta forno

PROCEDIMENTO

Per la torta mascarpone, cacao e rum, mescolate in una ciotola la farina di mandorle, la farina di cocco, 5 cucchiai di Stevia, il burro fuso e la vanillina.

Mescolate bene l'impasto e stendetelo su un foglio di carta da forno, tagliatelo a rettangoli e infornate a 180° gradi per 10 minuti circa, cuocete comunque finché i rettangoli non saranno dorati.

A parte montate la panna con il dolcificante rimasto, e in un'altra ciotola amalgamate prima il mascarpone, il formaggio spalmabile e della vanillina, dopodiché aggiungete la panna montata in precedenza, finché non sarà tutto ben amalgamato e fluido.

In una tortiera rettangolare mettete i rettangoli/biscotti, preparati in precedenza, e bagnateli con caffè dolcificato e aromatizzato con una fialetta di aroma al rum.

Adesso aggiungete uno strato di crema con mascarpone e panna, e alternate un altro strato di biscotti e uno di crema al mascarpone.

Completate la torta con una spolverizzata di cacao.

Mettere in frigo per almeno 3 ore prima di servire.

BROWNIE DI AVOCADO

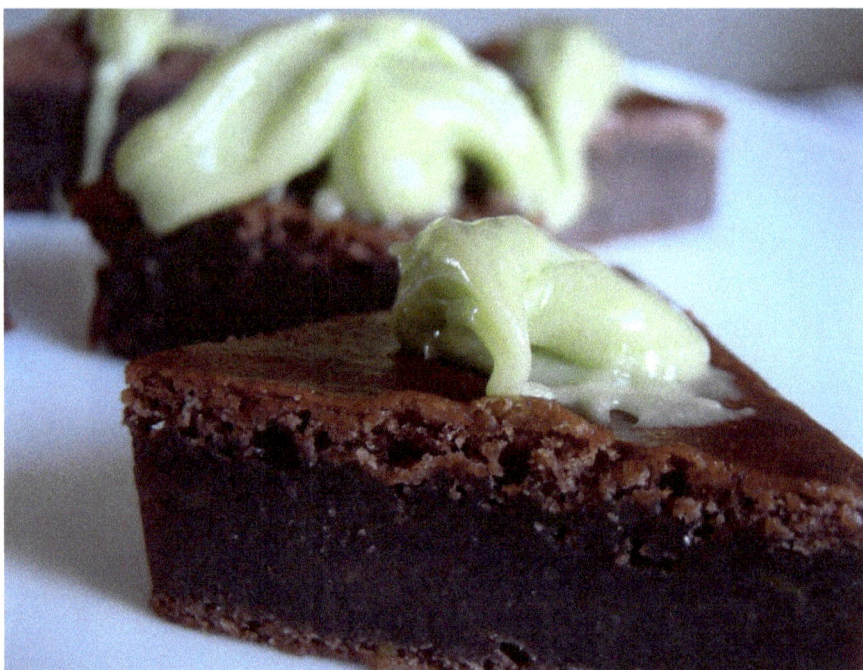

Questa ricetta è semplice, veloce e golosa, inoltre il cioccolato agisce positivamente sull'umore e l'avocado contiene un enorme quantità di potassio.

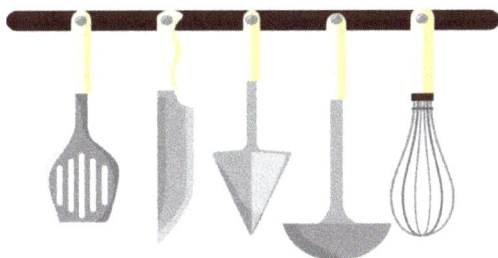

Tempi:

Preparazione 10 min

Cottura 20/25 min

Totale 35 min

Per 6 persone

Per 1 fetta:

	VALORI NUTRIZIONALI	
Energia		183 kcal
Carboidrati		4.9 gr
Proteine		1.4 gr
Grassi		16.6 gr

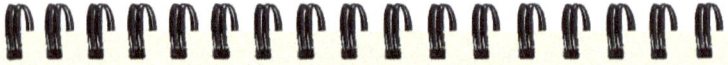

Ingredienti

- 2 avocado
- 4 uova
- 6 cucchiai di burro di arachidi (non zuccherato)
- 3 tazze di farina di cocco
- 2 cucchiai di lievito
- 3 cucchiai di cacao (non zuccherato)
- 3 cucchiai di dolcificante
- 4 cucchiai di burro
- 1 pizzico di sale
- estratto di vaniglia

Materiali:

- Mixer o Fruste elettriche

- 1 Terrina rettangolare

- Carta forno

PROCEDIMENTO

Preparate tutti gli ingredienti e metteteli in un mixer a frullare fino ad ottenere un impasto liscio, fluido e omogeneo.

Versate il tutto in una tortiera rettangolare, con carta forno sul fondo, e infornate con modalità ventilato, preferibilmente, a 180° gradi per 20/25 minuti circa.

Prova dello stecchino e il brownie è pronto!

Fate raffreddare e servite.

BUSTRENGO

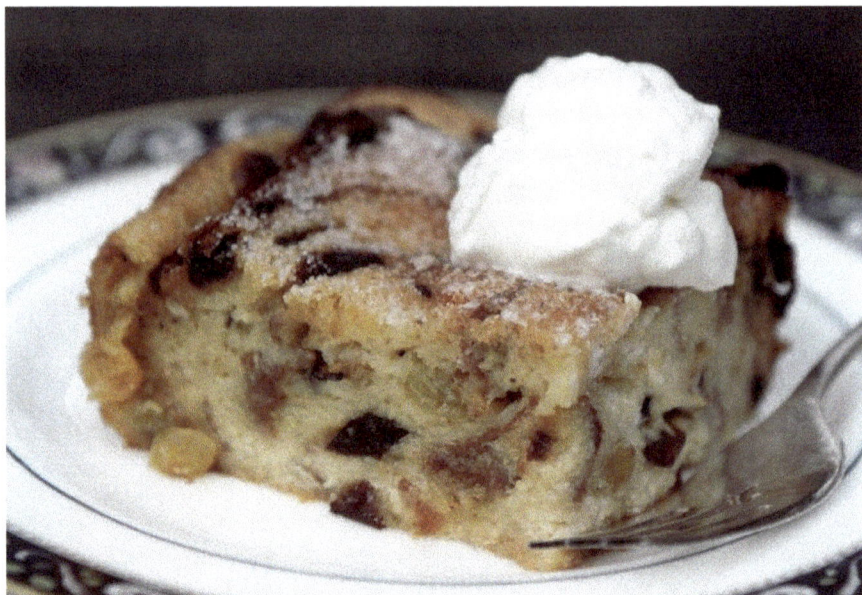

In romagna si cucina un dolce rustico di pane grattugiato che è una ricetta povera di recupero, chiamato bustrengo.

Esitono molte ricette diverse: impastando pane vecchio con frutta per farne un dolce casalingo, o arricchito solo da pinoli e uvetta. Tolta l'uvetta, che sostituiremo dai mirtilli, e ovviamente lo zucchero, sostituito per metà dall'eritritolo, ecco la ricetta di un bustrengo chetogenico, facile ed economico.

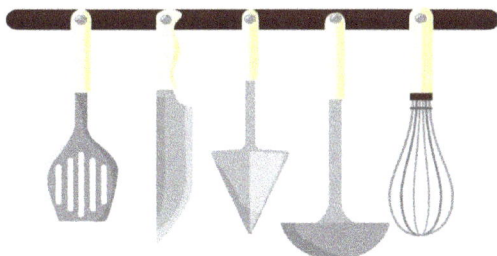

Tempi:

Preparazione 10 min

Cottura 25 min

Totale 35 min

Per 6 persone

Per 100 gr di dolce:

	VALORI NUTRIZIONALI	
Energia		189 kcal
Carboidrati		14.85 gr
Proteine		36.54 gr
Grassi		10.8 gr
Ratio		1.36

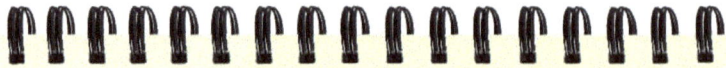

Ingredienti

- 80 gr di farina di mandorle
- 30 gr di cocco rapè (oppure 110 gr solo farina di mandorle)
- 15 gr di Psyllium
- 165 gr di latte intero
- 35 gr di burro fuso
- 30 gr di uovo (1/2 uovo grande)
- 0.5 gr di semi di anice
- 0.4 gr di cannella in polvere
- scorza grattugiata 1/2 limone
- 0.07 gr di sucralosio
- 45 gr di mirtilli
- 15 gr di pinoli

Materiali:

- Fruste elettriche

- 1 Stampo rettangolare 10x17 cm

- Carta forno

PROCEDIMENTO

Mescolate tutti gli ingredienti, lasciando da una parte solo mirtilli e pinoli.

Versate in uno stampo rettangolare 10 x 17 cm, solitamente la forma rettangolare si trova con facilità, foderatela di carta da forno, livellate bene il composto.

Adesso mettete sopra i mirtilli distribuiti sella superficie dell'impasto e infine i

pinoli.

Infornate a 175° gradi per circa 25 minuti.

La sua caratteristica a differenza di altri dolci è che deve rimanere umido all'interno.

Servite tiepido.

TORTA CIOCCOLATO E FORMAGGIO

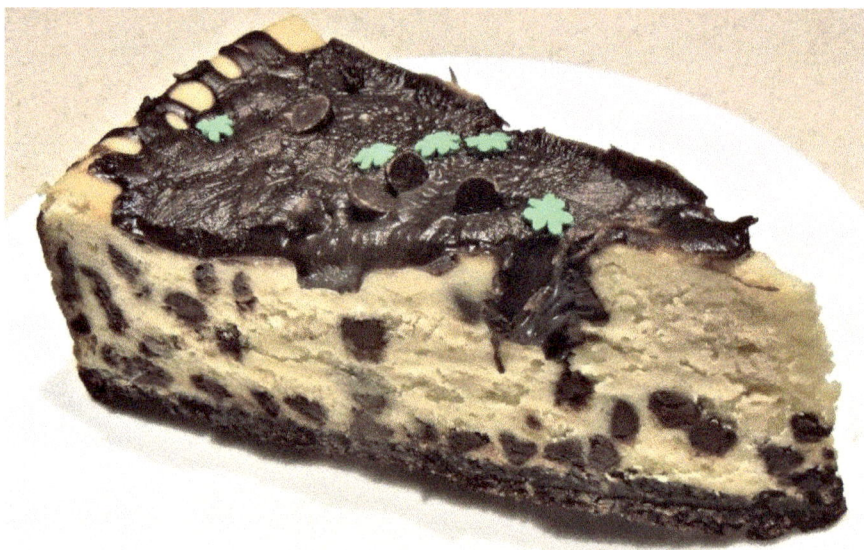

Torta super golosa e sana, rispettando le regole della dieta keto, rilassatevi realizzando una torta di media difficoltà.

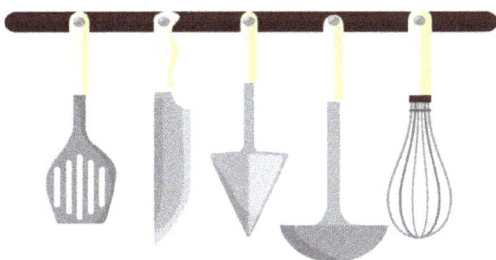

Tempi:

Preparazione 20 min

Cottura 30 min

Totale 50 min

Per 6/8 persone

Per 1 fetta:

VALORI NUTRIZIONALI		
Energia		140 kcal
Carboidrati		1.7 gr
Proteine		6 gr
Grassi		11.5 gr
Zuccheri		1.3 gr

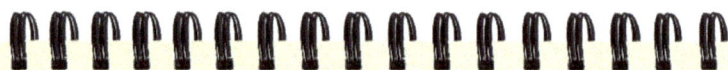

Ingredienti

- 200 gr di formaggio cremoso esempio Philadelphia
- 100 gr di cioccolato fondente al 90%
- 50 gr di Eritritolo
- 4 uova
- 5 gocce tic
- Proteine ketoneural fdl

Materiali:

- Fruste elettriche

- Tortiera diametro 20 cm
- 1 Pentolino
- 2 Ciotole

PROCEDIMENTO

Montate i tuorli con formaggio cremoso tipo Philadelphia, tic e eritritolo, fate sciogliere il cioccolato a bagnomaria ed aggiungetelo al composto montato in precedenza, aggiungete gli albumi montati a neve.

Adesso mettete il composto in una tortiera con diametro di 20 cm circa, foderata di carta da forno, oppure oleata o imburrata sul fondo, riempite la placca da forno di acqua e cuocere a bagnomaria la torta per 15 minuti a forno statico a 180° gradi, poi abbassate a 170° gradi per altri 15 minuti.

Lasciate raffreddare la torta nel forno spento con lo sportello leggermente aperto.

Spolverizzare con le proteine al fdl, la superficie della torta non appena raffreddata.

La torta è pronta da mangiare tiepida.

BISCOTTI ALLA CANNELLA

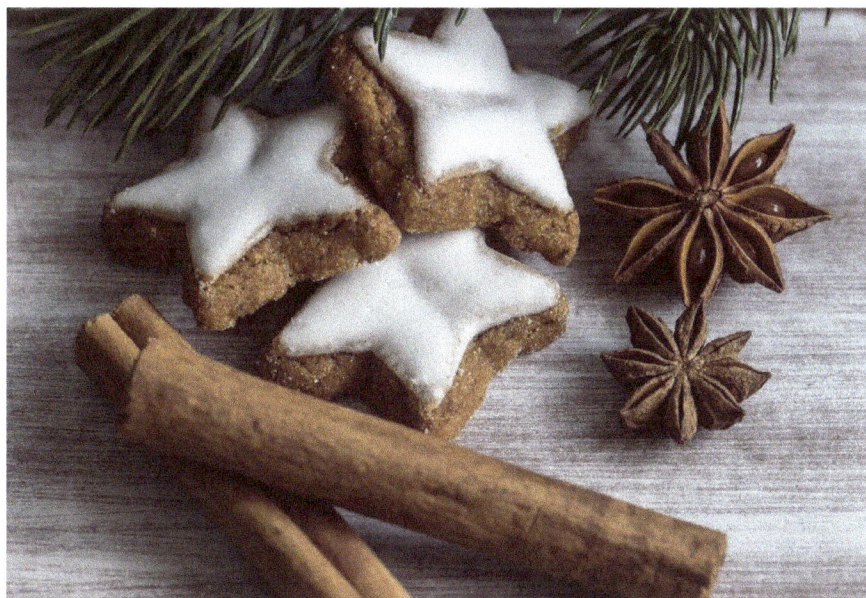

Questa ricetta è rapida e divertente da fare insieme a bambini o da soli per spezzare la routine un pomeriggio noioso.

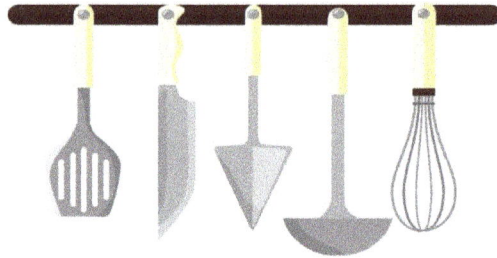

Tempi:

Preparazione 10 min

Cottura 15 minuti

Totale 25 min

Per 24 biscotti

Per 1 biscotto:

	VALORI NUTRIZIONALI	
Energia		41 kcal
Carboidrati		7 gr
Proteine		1 gr
Grassi		1 gr
Zuccheri		1 gr

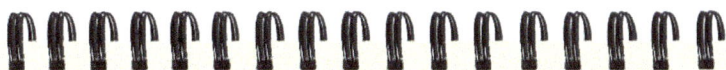

Ingredienti

- 250 gr di mandorle pelate
- 50 gr di Eritritolo
- 50 gr di burro
- 1 uovo
- 5 gr di cannella in polvere

Materiali:

- Mixer o frullatore

- 1 Teglia o placca da forno

- Carta forno

PROCEDIMENTO

Preparate tutti i vostri strumenti e iniziate mettendo le mandorle, l'eritritolo e la cannella in un mixer o un frullatore ad immersione, tritando tutti gli ingredienti fino a raggiungere la consistenza della farina.

Adesso aggiungete l'uovo, il burro a pezzetti e continuate a frullare.

Dopo che avrete terminato di frullare, prendete a poco, a poco del composto e lavorandolo con le mani formate 24 palline e mettetele delicatamente su una teglia rivestita di carta da forno.

Schiacciate le palline dando loro la forma rotonda, classica dei biscotti e infine cuocete in forno ventilato a 180° gradi per 13/15 minuti.

Servite i biscotti freddi per apprezzarne maggiormente il sapore.

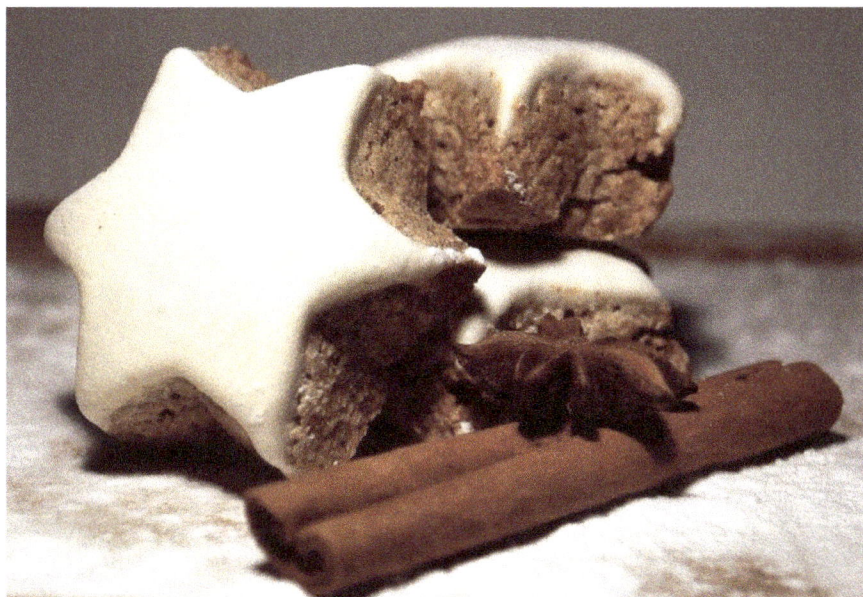

BISCOTTI DI ZENZERO

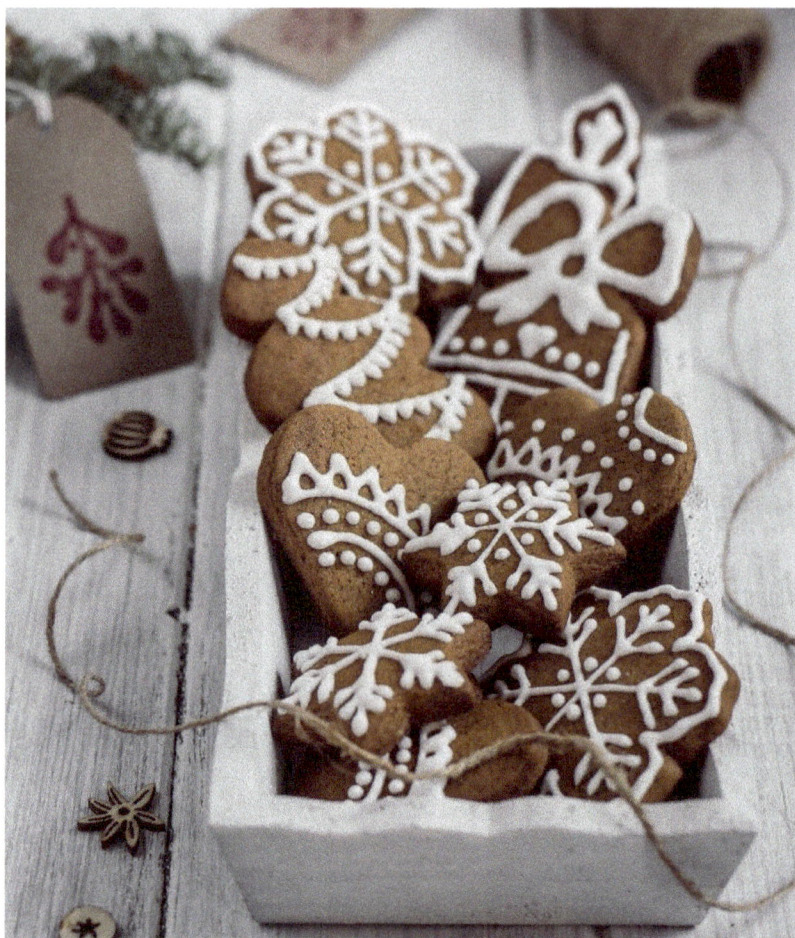

Questa ricetta è rapida e creativa per la decorazione da realizzare su i vostri biscotti.

Divertitevi!

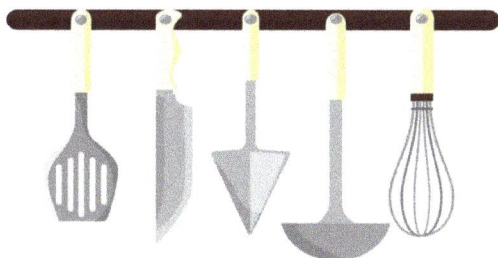

Tempi:

Preparazione 20 min

Cottura 20/25 min

Totale 40/45 min

Per 25 biscotti circa

Per 1 biscotto:

	VALORI NUTRIZIONALI	
Energia		67 kcal
Carboidrati		0.5 gr
Proteine		1.52 gr
Grassi		16.45 gr

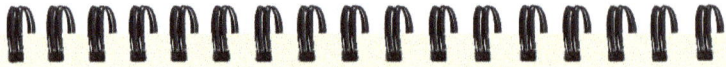

Ingredienti

Per l'impasto:
- 200 gr ketomix primi piatti
- 150 gr di farina di mandorle
- 100 gr di Eritriolo
- 5 gr di zenzero in polvere
- 5 gr di cannella
- un pizzico di noce moscata
- un pizzico di chiodi di garofano
- 1/2 cucchiaino di bicarbonato
- 2 uova

Per la ghiaccia:
- 1 albume
- 100 gr di dietor in polvere
- qualche goccia di limone

Materiali:

- Planetaria

- 1 Mattarello

- Fruste elettriche

- 2 Ciotole

- 1 Teglia da forno

- Carta forno

- 1 Sac à poche

PROCEDIMENTO

Mettete insieme tutti gli ingredienti per l'impasto, impastate tutto a mano o in una planetaria, stendete l'impasto e tiratelo fino a raggiungere uno strato di 3/4 mm circa con un matterello e divertitevi nel dargli tante forme diverse a mano o con gli stampi, infornate a 180° gradi per 20/25 minuti.

Montate a neve gli albumi, poi aggiungete un po' alla volta il dietor e infine qualche goccia di limone, così avrete realizzato la vostra ghiaccia che vi servirà per decorare.

I biscotti vanno serviti freddi e potrete decorarli a piacere, con l'aiuto di una sac à poche riempita con la vostra ghiaccia.

CONFETTURA DI BANANE

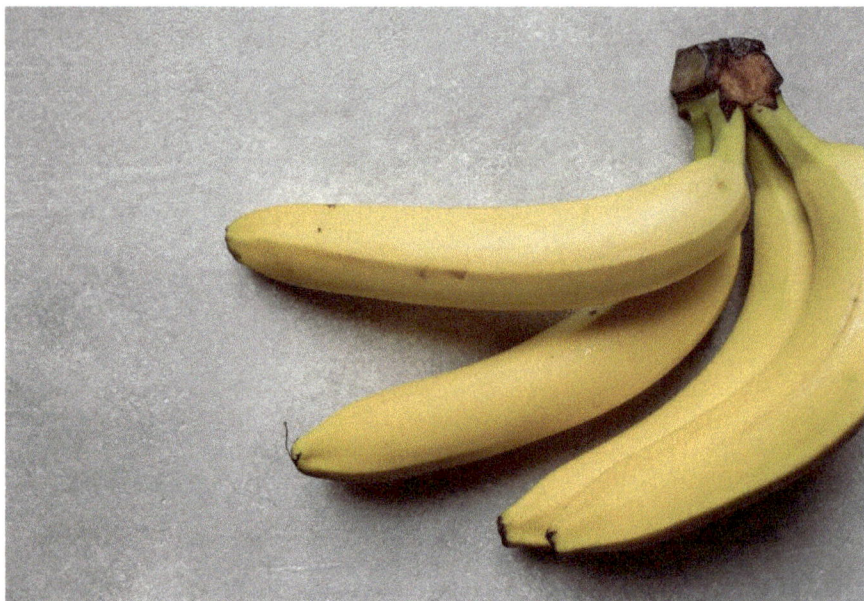

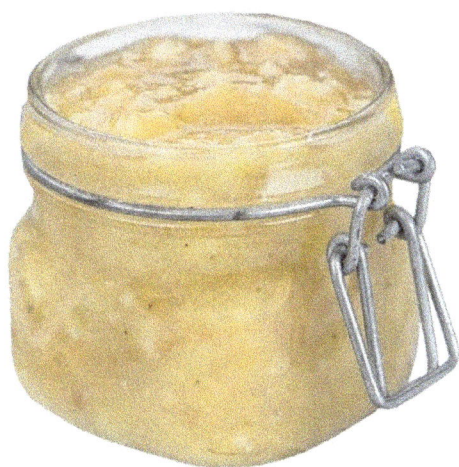

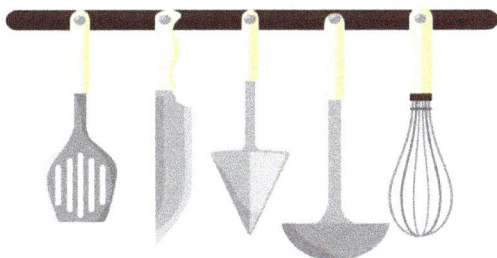

Tempi:

Preparazione 15 min

Cottura 5/6 min

Bagnomaria 45 min

Totale 65/66 min

Per 4 barattoli da 250 grammi

Per 1 barattolino:

VALORI NUTRIZIONALI		
Energia		210 kcal
Carboidrati		1.27 gr
Proteine		6.49 gr
Grassi		19.09 gr
Ratio		2.46

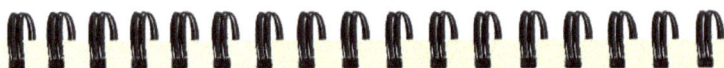

Ingredienti

- 800 gr di banane mature al netto
- succo di un limone
- 400 gr di zucchero di canna finissimo
- q. b. di vaniglia o cannella in polvere (facoltativo)

Materiali:

- 1 Terrina
- 1 Frullatore ad immersione

- 4 Barattolini in vetro da 250 gr circa con tappo
- 1 Pentola

PROCEDIMENTO

Per la preparazione della confettura iniziate sbucciando le banane, tagliate la polpa a pezzetti, infine mettetela in una terrina, adesso aggiungete il succo di limone, in questo modo la polpa delle banane non diventerà scura, mettete le banane nella pentola, unite la scorza di limone, lo zucchero di canna e mescolate bene, adesso potete aggiungere un po' di cannella o di vaniglia in polvere per darle l'aroma, più o meno l'uno o l'altra a seconda dei vostri gusti.

Mettete a cuocere per circa 5/6 minuti a fiamma medio/bassa, poi frullate le banane utilizzando un frullatore ad immersione, continuate a frullare fino ad ottenere un composto spumoso e omogeneo.

Versate la confettura calda nei vasetti, capovolgeteli e attendete che si raffreddino.

Metteteli a bagnomaria per45 minuti circa, per togliere l'aria così che si possa conservare a lungo sottovuoto.

Conservate la confettura in un luogo fresco e asciutto per tre settimane prima di utilizzarla, per farcire frittelle o per spalmarla sul pane o per mangiarla sola per colazione.

CROISSANT / CORNETTI

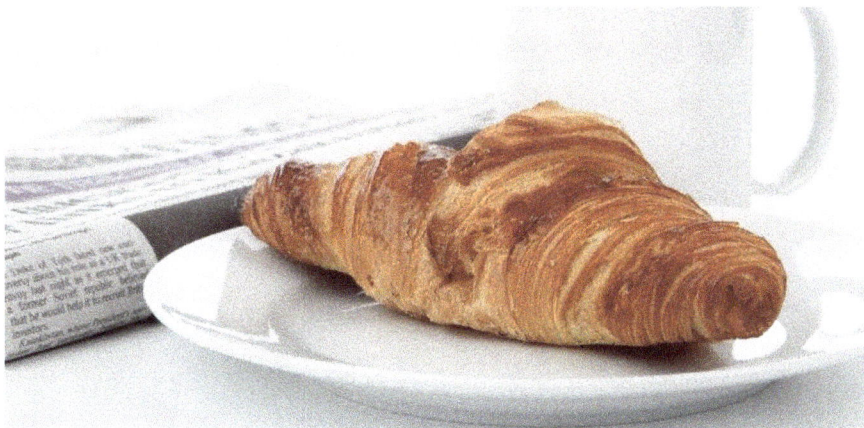

La pasta sfoglia è un elemento base della cucina, utilizzabile per meravigliose preparazioni sia dolci che salate. Per questo croissant classico senza glutine abbiamo deciso di partire dall'impasto e dalla piegatura della stessa pasta sfoglia, senza timori sulla complessità delle pieghe e della lavorazione in generale. Come è noto, la pasta sfoglia necessita di diversi passaggi. Il panetto va più volte ripiegato e steso su sé stesso, man mano aggiungendo strati di burro o margarina. Un fragrante croissant in forno profuma di buono infondendo allegria per tutta la casa. Regalatevi questa coccola e la giornata scorrerà leggera e sempre con un bel sorriso.

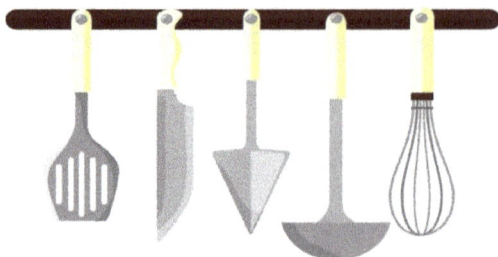

Tempi:

Preparazione 25 min

Lievitazione 2 ore

Cottura 30 min

Totale 2 ore e 55 min

Per 10 cornetti

Per 1 cornetto:

	VALORI NUTRIZIONALI	
Energia		171 kcal
Carboidrati		24 gr
Proteine		10 gr
Grassi		5 gr
Zuccheri		4 gr

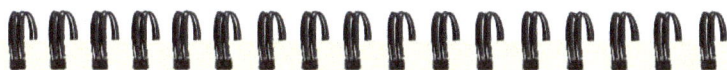

Ingredienti

- 500 gr di mix Oro sfoglia dolce
- 260 gr di acqua
- 30 gr di olio di semi di girasole
- 35 gr di lievito fresco
- scorza grattugiata di 1 limone
- scorza grattugiata di 1 arancia
- 2 bacche di vaniglia bourbon
- 270 gr di margarina vegetale

Materiali:

- Macchina per pasta sfoglia o matterello

- Mixer o planetaria

- 1 Teglia da forno

- Carta forno

PROCEDIMENTO

Mettete il mix oro sfoglia dolce nella coppa della planetaria e mescolate bene per un paio di minuti a velocità media, mettete il lievito in acqua tiepida e scioglietelo, continuate ad impastare il composto, versando il lievito ed aggiungendo l'olio e gli aromi, fino a formare un panetto, morbido ed omogeneo. Prendete il panetto e stendetelo con un mattarello o, meglio ancora, con la sfogliatrice, la macchina per fare la pasta sfoglia, stendete l'impasto fino a raggiungere uno spessore di circa 7 millimetri.

Su un foglio di carta da forno ritagliate la margarina e copritela con un altro foglio di carta. Stendente la margarina fino allo spessore di 12 millimetri ed adagiatela sulla sfoglia dell'impasto steso precedentemente, piegando fino a formare 3 pieghe da 3, in 3 passaggi.

Al termine delle pieghe dovrete ottenere un impasto dallo spessore di 7 millimetri circa. Procedete dunque a ritagliare i triangoli che serviranno da base ai croissant. Ogni triangolo dovrà avere dimensioni di 3×1 cm.

Prima di arrotolare il triangolo su sé stesso, inumidite la superficie con un pennello bagnato con acqua. Dopo aver composto così tutti i croissant, metteteli a lievitare su di una teglia rivestita di carta forno e lasciateli alla temperatura stabile di 30° gradi per 2 ore.

Conclusa la lievitazione, riscaldate il forno a 175° gradi e completate con una cottura di 30 minuti.

Lasciate intiepidire e servite.

Buon appetito!

CROSTATINE DI MARMELLATA DI ARANCE

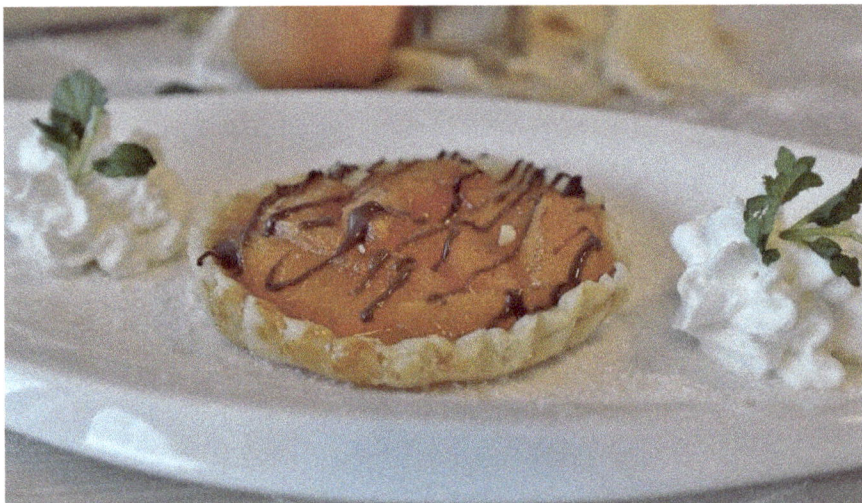

Il latte fa la differenza in questa ricetta per crostatine con marmellata di arancia, deve essere rigorosamente senza lattosio.

Molto più leggero e digeribile è l'ideale per gli intolleranti, ma anche per tutti coloro che non soffrono di intolleranze.

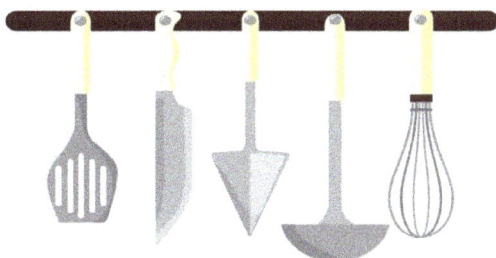

Tempi:

Preparazione 20 min

Cottura 30 min

Totale 50 min

Per 8 crostatine

Per 1 crostatina:

	VALORI NUTRIZIONALI	
Energia		245 kcal
Carboidrati		6 gr
Proteine		10 gr
Grassi		19 gr

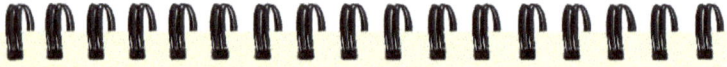

Ingredienti

- 200 gr di farina di sorgo
- 100 gr di farina di riso integrale
- 80 gr di zucchero di canna integrale
- 50 gr di fecola di patate
- 80 ml di olio di riso
- 80 ml di acqua
- 2 cucchiaini di lievito per dolci senza glutine
- scorza grattugiata di arancia o limone bio
- 2 cucchiai di latte senza lattosio
- q.b. di marmellata di arance senza zucchero

Materiali:

- 2 Ciotole

- 1 Pentolino

- Carta forno

- 10 Stampini da forno di diametro 8/10 cm circa

PROCEDIMENTO

Iniziate questa ricetta mettono in una ciotola i 2 tipi di farine, dopo averle setacciate, aggiungete la fecola, il lievito e la scorza grattugiata del limone o dell'arancia a vostro piacere e quindi mescolate bene tutti gli ingredienti.

In un'altra ciotola fate sciogliere lo zucchero nell'acqua, poi versate l'olio di riso, il latte, mescolate bene tutti gli ingredienti e quindi aggiungete le farine.

Lavorate bene il composto con le mani, fino ad ottenere un panetto morbido ed elastico.

Prendete degli stampini di diametro 8/10 cm circa, imburrateli e infarinateli bene, o mettete della carta forno, mettete un poco di frolla a ricoprire la superficie e con una forchetta bucherellate il fondo, dopodiché farcite con un abbondante strato di marmellata di arance, livellate la superficie della marmellata con un cucchiaio e decorate con delle striscioline di frolla formando delle griglie.

Cuocete le crostatine in forno già caldo a 180° gradi, preferibilmente ventilato, per circa 25/30 minuti, fino a che non saranno dorate e cotte.

Fatele raffreddare completamente e saranno pronte per essere mangiate.

TORTA SAN VALENTINO AL PISTACCHIO

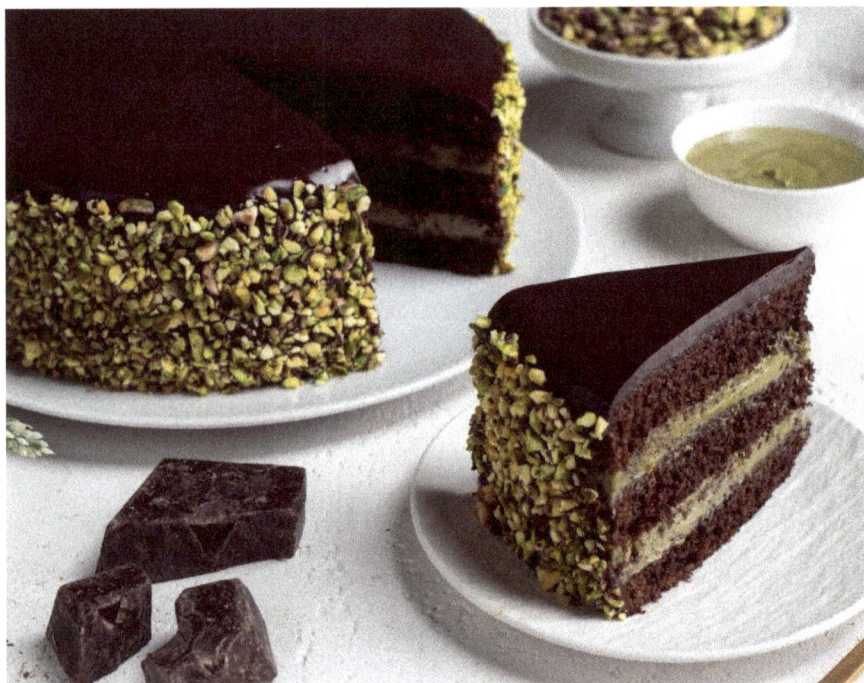

Questa è una ricetta per realizzare una torta per un giorno speciale.

La torta di San Valentino a forma di cuore con formaggio e pistacchi sarà perfetta a conclusione di una cena accurata, ovviamente rispettando la dieta chetogenica, senza glutine e senza lattosio.

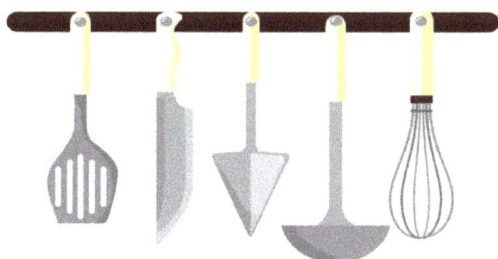

Tempi:

Preparazione 35 min

Cottura 15 min

Totale 50 min

Per 6 persone

Per 1 persona:

	VALORI NUTRIZIONALI	
Energia		250 kcal
Carboidrati		3 gr
Proteine		13.5 gr
Grassi		18.5 gr
Zuccheri		4 gr

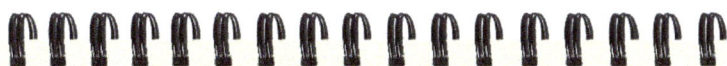

Ingredienti

Per il pan di Spagna:
- 250 gr di uova intere
- 100 gr di zucchero di canna
- 50 gr di sciroppo di agave
- 150 gr di farina di fonio
- 50 gr di farina di piselli

Per la bagna:
- 100 gr di acqua
- 50 gr di sciroppo di agave
- q. b. vaniglia

Per il ripieno e per la decorazione:
- 300 gr di panna
- 300 gr di formaggio spalmabili classico Exquisa
- 60 gr di pistacchi frullati e ridotti in pasta
- 30 gr di pistacchi tostati in granella
- q.b. pasta di zucchero

Materiali:

- Fruste elettriche

- 1 Ciotola

- 1 Setaccio

- 1 Stampo a forma di cuore

- 1 Pentolino

- Coppapasta o stampi a piacere per la decorazione

PROCEDIMENTO

Rompete le uova e mettetele in una ciotola ampia e montatele con le fruste elettriche insieme allo zucchero di canna e allo sciroppo d'agave, fino ad ottenere un composto molto spumoso e omogeneo, a questo punto aggiungete le farine setacciate un poco alla volta, sempre continuando a montare.

Prendete uno stampo a forma di cuore, imburratelo o oleatelo ed infarinatelo accuratamente, dopo versatevi il composto all'interno ed infornatelo a 180° gradi in un forno già caldo per circa 10/15 minuti.

Nel frattempo che la base cuoce nel forno, prendete un pentolino e iniziate a preparare la bagna*, portate ad ebollizione l'acqua con lo sciroppo d'agave e la vaniglia, dopo l'ebollizione spegnete il fuoco e lasciate raffreddare.

Prendete dunque il formaggio spalmabile Exquisa ed unitelo alla pasta di pistacchio, montando il tutto con le fruste elettriche.

Terminato il composto con tutti gli ingredienti e lasciato raffreddare il pan di Spagna, dedicatevi all'assemblaggio della torta.

Tagliate il pan di Spagna a metà, orizzontalmente. Bagnate il disco base di pan di Spagna con lo sciroppo/bagna precedentemente preparato e cospargete con la granella di pistacchi, adagiate il secondo disco di pan di Spagna e bagnatelo ulteriormente.

Mettete il tutto in frigo per qualche ora a riposare, riprendete il pan di Spagna e ricopritelo con uno strato di farcitura al formaggio Exquisa e pistacchi, facendo attenzione a rivestire tutta la superficie del dolce.

Stendente la pasta di zucchero fino ad uno spessore di 3 mm e coprite la superficie, facendo ben aderire la pasta di zucchero alla forma della torta.

Decorate la superficie con pasta di zucchero, tagliata con un coppapasta, con altri cuori o come preferite.

Terminata la decorazione la torta di San Valentino è pronta per essere servita.

Buon appetito e buon San Valentino!

*Bagna:

è una preparazione molto semplice ma indispensabile
nella pasticceria italiana, si tratta di uno
sciroppo a base di acqua e zucchero/dolcificante arricchito
con liquore o con fialette di aromi o con scorze di agrumi,
per questo sarà una bagna alcolica o analcolica.

BUDINO DI CARNEVALE AL CIOCCOLATO

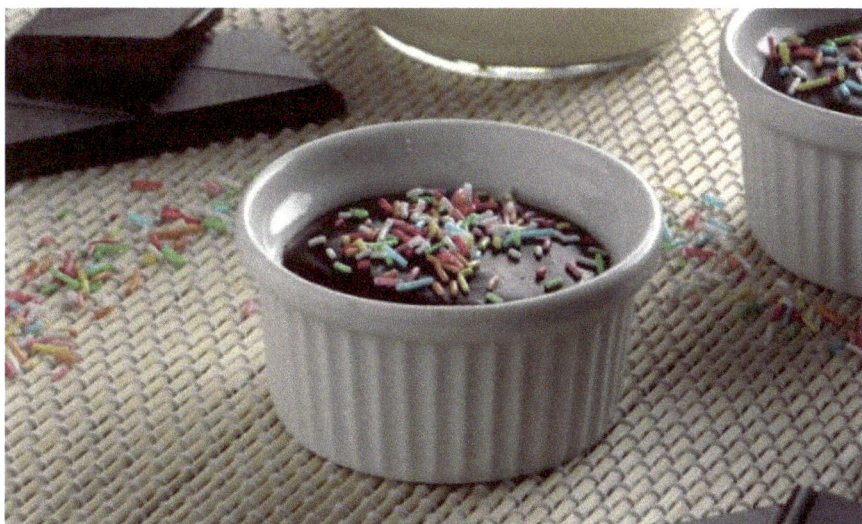

Questa ricetta è un poco più articolata delle altre, però super golosa, nasce per essere realizzata in Carnevale, perché colorata e allegra nella presentazione esattamente come il Carnevale.

Cambiando a piacere la decorazione potrete realizzare questa ricetta in tutti i periodi dell'anno, tutte le volte che avrete voglia di mangiare un budino sano e buono allo stesso tempo.

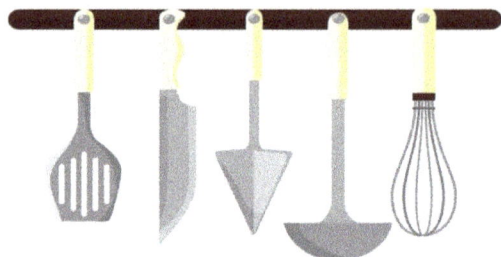

Tempi:

Preparazione 20 min

Raffreddamento 4 ore

Totale 4 ore 20 min

Per 6 persone

Per 1 persona:

VALORI NUTRIZIONALI		
Energia		350 kcal
Carboidrati		11.8 gr
Proteine		3.1 gr
Grassi		3.1 gr
Fibre		1 gr

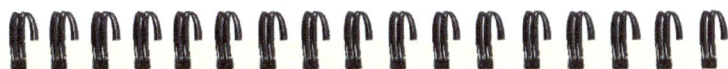

Ingredienti

- 1 litro di latte intero
- 120 gr di zucchero semolato
- 1 cucchiaino di vanillina
- 90 gr di amido di mais
- 70 gr di burro chiarificato
- 150 gr di cioccolato fondente al 72%
- q. b. di Smarties, zuccherini e confettini colorati

Materiali:

- 1 Stampo per budino

- 1 Setaccio

- 2 Pentole

- 1 Frusta a mano

PROCEDIMENTO

Per la preparazione del budino al cioccolato iniziate prelevando il burro dal frigo e facendolo ammorbidire, il burro chiarificato impiegherà un po' di tempo in più ad ammorbidirsi rispetto al burro standard, setacciate bene l'amido e sminuzzate il cioccolato tagliandolo con un coltello.

Prendete una pentola e mettete il cioccolato, il burro chiarificato e lo zucchero sul fuoco a fiamma bassa e fate sciogliere il tutto, mescolando spesso con una frusta a mano, in una seconda pentola scaldate il latte insieme a un cucchiaio di estratto di vaniglia.

Appena il composto inizierà a bollire, unite l'amido di mais e mescolate per bene e con cura, facendo attenzione che non si formino grumi, ora versate questo secondo composto nel primo composto (quello che contiene il cioccolato) e mescolate con una frusta energicamente a mano. Poi accendete nuovamente il fuoco e portate il tutto ad ebollizione, senza smettere di mescolare, cuocete a fiamma moderata per 5 minuti.

Inumidite uno stampo per budino con un po' d'acqua e versateci il composto, fate intiepidire e conservate in frigo per 4 ore. Infine, togliete il budino dello stampo capovolgendolo su un ampio piatto piano e adesso divertitevi nella decorazione, guarnite con Smarties, zuccherini e confetti colorati. Il budino è servito!

* 9 7 8 1 8 0 1 8 6 8 0 5 1 *